AF384822

ESSAI

D'UNE THÉRAPIE HOMŒOPATHIQUE

DES

FIÈVRES INTERMITTENTES,

PUBLIÉ

Par le Dr C. de Bönninghausen,

Conseiller de S. M. le Roi de Prusse,
Directeur du Jardin Botanique, et Membre de plusieurs Sociétés savantes, etc.

Traduit de l'Allemand,

Par C. de Bachmeteff,
et C. Rapou,

Docteur Médecin, Membre d'un grand nombre de Sociétés savantes
nationales et étrangères.

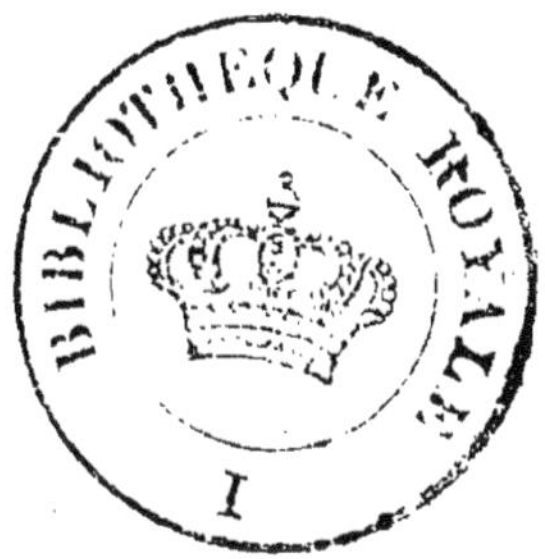

Quisque experimentis in se credere debet.
CELSE, l. 4, c. 19.

PARIS.

BAILLÈRE, LIBRAIRE, RUE ET VIS-A-VIS DE L'ÉCOLE DE MÉDECINE, N° 13 BIS.

LYON.

BOHAIRE, RUE PUITS-GAILLOT, ET BABEUF, RUE SAINT-DOMINIQUE.

GENÈVE.

ABRAHAM CHERBULIEZ, LIBRAIRE.

1833.

TABLE.

✳

✳

AVANT-PROPOS

DES TRADUCTEURS.

*

Que nous reste-t-il de cette foule innombrable
de systêmes plus ou moins ingénieux, de ces
doctrines brillantes fondées sur de vaines, sur
de spécieuses théories, et qui se sont si rapide-
ment succédé depuis Hippocrate jusqu'à nous?
Que sont devenus ces monuments superbes éle-
vés à la science par des hommes de talent, sur
le terrain mouvant des spéculations? l'expérience
en a fait prompte justice : ils se sont tous dissi-
pés, anéantis ; on en trouve quelque trace dans
les fastes de la médecine ; mais à peine la
pratique de l'art en rappelle - t - elle encore le
souvenir.

Il ne peut en être ainsi de l'homœopathie, fondée sur la nature, et immuable comme elle. Aussi, après avoir pénétré, depuis sa courte existence, dans toutes les parties du monde connu, jouit-elle déja de sa brillante destinée, de son glorieux avenir, en contemplant les siècles qui vont se dérouler devant elle.

Les systêmes de l'école, enfantés par les célébrités médicales de tous les temps, sont sortis, pour la plupart, tout formés de l'imagination de leurs auteurs, comme autrefois Minerve du cerveau de Jupiter. Plan, détail, exécution, tout était admirable, excepté leurs résultats pratiques. Aussi n'ont-ils eu qu'un triomphe éphémère et des succès justement contestés.

L'homœopathie au contraire, fille de l'observation, tient au delà de ses promesses. Si elle fesait peu d'abord avec peu d'instruments, elle le fesait aussi bien, ce peu, qu'on pouvait le désirer et qu'elle pourra jamais le faire. Mais elle fait tous les jours quelques acquisitions nouvelles, et obtient conséquemment tous les jours de plus grands résultats. Elle s'avance ainsi, au milieu des découvertes à venir, vers la perfection, qu'elle ne peut manquer d'atteindre, parce qu'elle se nourrit, croît, se développe, et grandit de tout ce que l'expérience raisonnée peut produire de nouveau aujourd'hui, demain, et toujours.

Bien que déja à une certaine hauteur, loin de prétendre dominer l'universalité des maladies, elle a reconnu la difficulté du traitement de quelques unes d'entre elles qu'elle s'est empressée de signaler aux praticiens en appelant les expérimentateurs au secours de sa naissante matière médicale.

Le Traité des maladies chroniques est venu combler la plupart de ces lacunes. Quelques affections toutefois, spécialement certaines variétés parmi les nombreuses variétés de fièvres intermittentes, semblaient encore plus ou moins indociles aux efforts des homœopathes; mais de grands travaux, d'heureux essais ont été faits à ce sujet, et, en dernier résultat, le principe de Hahnemann a encore ici complètement triomphé. On a donc reconnu que les fièvres intermittentes obéissaient, comme toute autre maladie, à la loi des semblables, mais seulement que le choix du remède convenable était souvent très difficile.

Les expériences et l'heureuse pratique du docteur de Bônninghausen ont fait faire, sur ce point, un grand pas à la science; ce qui explique suffisamment l'accueil favorable que vient de recevoir son Essai sur les Fièvres intermittentes, et l'empressement avec lequel nous en publions la traduction française.

Ce petit ouvrage, qui n'a reçu de son auteur que le titre modeste d'Essai, est bien certainement le meilleur qui ait paru jusqu'à ce jour sur les fièvres intermittentes, parce qu'il contient dans un petit nombre de pages, non seulement tout ce qu'on a dit de bon, mais encore tout ce qu'on aurait dû dire, et qu'on n'a pas dit dans les milliers de volumes qui ont été faits sur ce sujet; c'est le seul qui ne craint point les changements de modes, les révolutions médicales, les épreuves du temps et de l'expérience, parce qu'il est lui-même le résultat de l'expérience, qui ne change jamais; c'est enfin le seul, parmi tous ces livres, qui, dans les siècles à venir, sera toujours au niveau de la science, et conséquemment un bon guide, parce que ses principes, basés sur la vie universelle, sont de toute vérité, et que ce qui est vrai aujourd'hui le sera éternellement.

Ce livre est petit, parce qu'il ne renferme que ce que doit connaître le médecin, savoir : les phénomènes fébriles qui naissent chez l'homme sain sous l'influence des substances médicales, et la marche la plus naturelle, la plus sûre à suivre dans le traitement des affections fébriles intermittentes, marche qui consiste à opposer à chacun des cas qui se présentent, le remède qui, avec lui, a le plus de rapports homœopathiques, c'est-à-dire qui développe le groupe de symptômes ayant avec la maladie à traiter, le plus de ressemblance.

On ne trouvera donc point ici de dénominations nosologiques, toujours trompeuses, parce qu'on ne peut désigner une maladie que par l'ensemble des phénomènes qu'elle présente, et non par une épithète, quelque bien appropriée d'ailleurs qu'elle puisse être; ni ces classifications, ces divisions arbitraires en genres et en espèces, car, en fait de maladie comme en tout, la nature n'offre que des individus qui présentent toujours avec les plus analogues des différences remarquables; et moins encore ces savantes divagations, ces ridicules hypothèses sur la cause prochaine ou l'essence de la maladie, sur la nature des changements qui s'opèrent dans les parties malades, c'est-à-dire sur ce qui se passe dans l'intérieur des organes où jamais l'œil d'un mortel ne pourra pénétrer.

Les médecins peu familiarisés avec les principes de l'homœopathie s'étonneront peut-être de ne trouver dans un ouvrage tout pratique, aucun fait, aucune histoire de guérison, utile sans doute en allopathie, qui tend toujours à généraliser, mais dont la nouvelle méthode, qui individualise autant que possible, ne peut retirer aucun avantage.

Pourvu que le médecin dogmatique trouve entre la maladie qu'il a à traiter, et l'observation qu'il lit, les caractères du genre, il est autorisé à suivre un traitement semblable; car, opérant ses médications sur des parties saines plus ou moins éloignées du siége de la maladie, qu'il agisse sur tel ou tel organe, cela est assez indifférent, et pour obtenir les mêmes résultats, les *à-peu-près* suffisent. Mais il n'en est point de même pour l'homœopathe : la maladie occupant un ou plusieurs points d'un ou de plusieurs organes, ce qui ne s'est peut-être jamais rencontré, et ne s'observera peut-être plus à l'avenir, et le remède devant agir directement sur la partie ou les parties malades, ce n'est donc que dans la matière médicale, c'est-à-dire dans la connaissance exacte des effets purs des substances médicamenteuses, que le médecin pourra trouver le groupe de symptômes le plus analogue à celui de la maladie, et conséquemment le guide pratique le plus sûr.

Il n'y a donc dans ce livre que ce qu'il faut, mais peut-être pas encore tout ce qu'il faut, c'est-à-dire qu'il serait à désirer que parmi les substances pathogénétiques à l'expérimentation desquelles les homœopathes de tous les pays se livrent avec ardeur, il s'en trouvât qui produisissent des phénomènes fébriles différents encore de ceux, déja extrêmement variés, que contient cet ouvrage, afin qu'on pût avoir des remèdes sûrs à opposer à tous les cas de fièvres possibles.

L'ancienne médecine, malgré les services

qu'elle a obtenus du quinquina et de plusieurs autres fébrifuges renommés, a bien franchement proclamé l'insuffisance de ces moyens, puisque le nombre des agents qu'elle oppose aux fièvres intermittentes est très grand, et que chaque jour le voit augmenter encore.

Il y a tout lieu d'espérer que le traitement homœopathique des fièvres intermittentes sera des plus simples et des plus assurés, quand ces nombreux médicaments, signalés comme fébrifuges par l'allopathie, et peut-être avec plus de vérité par les usages et les traditions de chaque localité, auront été essayés sur l'homme sain, puis placés dans la matière médicale pure. Ainsi cet Essai n'est donc susceptible que d'additions. Sa forme, que l'avant-propos de l'auteur fera connaître, est la plus commode qu'on ait pu imaginer pour faciliter le choix des remèdes.

Ce petit manuel, indispensable pour guider le praticien dans le traitement de toutes les variétés de fièvres intermittentes, contribuera beaucoup encore à familiariser les médecins avec les symptômes généraux des médicaments, symptômes si difficiles à coordonner dans la mémoire, et qui pourtant doivent avoir une si grande influence sur le choix du remède curatif.

Nous avions l'intention de nous livrer à quelques considérations générales sur les fièvres intermittentes; mais il nous a semblé que nous devions

respecter le silence de M. le docteur de Böu-
ninghausen, qui l'eût sans doute fait, et certainement bien mieux que nous, s'il l'eût jugé
convenable. Nous conseillons toutefois de voir
à ce sujet, dans le troisième numéro du
deuxième volume de la *Bibliothèque homœopathique de Genève*, l'article de notre ami et
confrère le docteur Desaix, qu'on ne lira pas
sans intérêt.

Préface de l'Auteur.

*

La guérison des fièvres intermittentes d'après
la méthode homœopathique, s'effectue aussi
promptement, aussi sûrement et tout aussi radi-
calement que celle des autres maladies, si les
principes de cette méthode, fondés sur la nature, sont convenablement appliqués.

Aussi voit-on fréquemment les fièvres intermittentes et toutes les souffrances qui les accompagnent, disparaître comme par enchantement
et sans retour, après l'usage de la plus petite
dose d'un remède homœopathique bien choisi.

Ces succès, si ordinaires aux homœopathes
consommés, prouvent assez que pour ce genre
de maladies, comme pour les autres, il ne s'agit

que de bien saisir l'ensemble du mal dans tous
ses détails, et de choisir, d'après ce tableau
bien tracé, le remède le plus convenable au
cas qui se présente d'après la similitude des
symptômes (1). Les remèdes homœopathiques
employés à de très petites doses et rarement
répétées, ne sont généralement pas assez forts
pour agir comme palliatif (2), quoique l'expérience ait prouvé qu'ils suffisent amplement pour

(1) On a souvent ri de l'absurdité d'une panacée
universelle, et l'on s'en est moqué, avec autant de raison que de la folie de la pierre philosophale. Mais la
recherche d'un fébrifuge universel est-elle donc moins
ridicule, surtout dans l'état actuel de la science ? Le
respectable fondateur de l'homœopathie m'écrivait
dernièrement : « Ces messieurs..... voudraient avoir
« une besogne facile et posséder un antipyrétique uni-
« versel ; ce qui ne prouve pas en faveur de la justesse
« de leurs idées, par rapport à l'individualisation ho-
« mœopathique. »   (*Note de l'auteur.*)

(2) L'auteur veut désigner ici le procédé allopathique,
qui consiste à agir sur les organes sains pour guérir
les maladies, c'est-à-dire, qui consiste à détourner la
maladie naturelle d'un organe plus ou moins essentiel,
par la maladie artificielle que l'on provoque sur un ou
plusieurs organes éloignés ; ce qu'on ne peut effectuer
qu'en administrant les remèdes à de très hautes doses ;
tandis que l'homœopathie, agissant directement sur la
partie souffrante, dont la susceptibilité vitale est toujours considérablement accrue, ne peut employer les
médicaments qu'aux plus petites doses possibles.

          (*Note des traducteurs.*)

la guérison des maladies naturelles, autant toutefois qu'elles sont encore curables, s'ils ont été convenablement choisis. Aussi les homœopathes commençants sont-ils privés de l'avantage (qui n'est sans doute point à envier) que possède l'ancienne méthode, d'enlever, souvent pour peu de temps, le *type périodique* (1), par de grandes doses de quinquina, et de faire croire par là aux personnes étrangères à la médecine que toute la maladie est guérie parce que son symptôme prédominant a disparu. Mais, en revanche, l'homœopathie n'a jamais à craindre un *assoupissement palliatif*, ou ce qu'on peut nommer une métastase, quand le mal interne n'est qu'étouffé ou n'a changé que de forme extérieure ; encore moins risque-t-on de provoquer une *complication* de la maladie avec les effets d'un remède énergique à doses souvent répétées ; ce qui n'arrive que trop souvent après l'emploi exagéré du quinquina ou de la quinine dans les fièvres intermittentes chroniques, d'une nature

(1) Cette action du quinquina est connue du peuple même, au point que, sans ordonnance et sans conseil, on prend, non seulement chez les apothicaires, mais encore chez les droguistes, des onces entières de cette *panacée infaillible contre toutes les fièvres intermittentes*, ainsi que du cina (*semen contra*), remède que l'on croit être fort innocent, contre les soi-disant vers intestinaux.

psorique (1), comme elles le sont presque toutes; d'où résultent des maladies aussi graves que difficiles à guérir.

Cependant l'expérience prouve également que ce n'est pas toujours une tâche facile pour l'homœopathie, que de guérir *chaque* malade atteint de fièvre intermittente, aussi promptement qu'on le désirerait, et que cette raison a malheureusement obligé plusieurs d'entre eux à recourir à leur privilégié quinquina, à doses ordinaires; ce qui, du moins, leur procure le triomphe très équivoque d'une destruction apparente de la maladie. D'après toutes ces considérations, il était peut-être à désirer d'avoir une instruction d'après laquelle un homœopathe commençant pût se guider, et atteindre le plus ordinairement son but. Ce petit ouvrage ne sera donc pas inutile, puisqu'il contient, excepté ce que Hartmann (*Thérapie des maladies aiguës*, page 157) et Hartlaub (*Annales de la Clinique homœopathique*, tome 3, page 375) ont publié sur ce sujet, une quantité considérable d'expériences qui y ont été jointes, et la forme disposée de

(2) Notre Hahnemann dit dans la lettre précitée, en parlant des fièvres intermittentes : « Ce sont, d'après « mes observations, des maladies chroniques formées « d'une série d'accès aigus distincts, et qui diffèrent « beaucoup entre elles dans les diverses épidémies, et « réclament conséquemment des remèdes différents. »

manière à faciliter les recherches et la comparaison.

Peut-être serait-il utile d'avoir des thérapies semblables pour d'autres formes de maladies tant à l'usage des commençants, que pour pouvoir y rapporter les observations subséquentes. Puisse donc le présent Essai servir en même temps de modèle pour la forme que, d'après l'idée de l'auteur, les ouvrages de ce genre doivent avoir pour atteindre ce double but!

Le caractère le plus frappant des *fièvres inter-mittentes* consiste, comme chacun le sait, dans le *retour périodique d'accès de frissons* (froid, horripilation), *de chaleur et de transpi-ration*, c'est-à-dire de tous ces phénomènes ou de quelques-uns d'entre eux qui tantôt apparaissent successivement, se développent simultanément, ou se combinent entre eux de diverses manières. Ce symptôme (*car tout cet ensemble ne doit être considéré que comme un seul symptôme*) se présente, la plupart du temps, d'une manière si prédominante, que toutes les autres manifestations morbides qui l'accompagnent, ne sont nullement observées, ou considérées comme ne valant pas la peine d'être mentionnées, tant elles se trouvent éclipsées par le symptôme prédominant; et dans le cas où ces signes, ces *souffrances accessoires* sont trop fortes pour échapper à l'attention, alors on désigne la maladie sous le nom de fièvre intermittente masquée.

Cependant, c'est justement dans ces souffrances accessoires, quelque indifférentes qu'elles puissent paraître, qu'il faut chercher, tout en observant le signe distinctif du paroxysme fébrile, le caractère qui doit déterminer sur le choix du remède curatif. Cela est si vrai, qu'une fièvre intermittente est presque toujours promptement guérie avec la plus petite dose d'un médicament, quand ce remède répond parfaitement à l'ensemble des symptômes maladifs (en y comprenant l'état moral du malade) qui se manifestent dans l'apyrexie, quand bien même l'essai qui en a été fait n'aurait offert aucun symptôme de fièvre intermittente semblable. En général, des expériences réitérées ont prouvé d'une manière irrévocable qu'on ne peut presque jamais tenir assez de compte des symptômes observés pendant l'apyrexie, et qu'on agit même plus sûrement en leur subordonnant le caractère distinctif de la fièvre elle-même, au point que, dans le cas de contradiction, il est plus sûr de laisser complétement de côté les symptômes fébriles, surtout jusqu'à ce qu'on ait découvert un remède qui, dans son usage sur l'homme sain, réponde parfaitement au double aspect de la maladie. Au surplus, on comprend bien qu'on ne pourra jamais se flatter d'obtenir, avec certitude, une guérison prompte et durable, qu'autant que ce double aspect de la maladie se trouve convenablement reproduit dans le remède.

Beaucoup de remèdes cités dans le présent ouvrage offrent quelque chose de si caractéristique, et, peut-on ajouter, de si constant dans leurs symptômes fébriles, qu'on ne peut s'empêcher d'en être frappé, même à l'examen le plus superficiel. C'est comme une sorte de fil conducteur, qui s'étend, se joint entre toutes les modifications, et les lie, pour ainsi dire, ensemble. On le retrouve, tant dans les souffrances accessoires, que dans les symptômes fébriles eux-mêmes. L'expérience a prouvé à diverses reprises que ces signes caractéristiques sont de la plus grande importance pour le choix du remède curatif, et qu'on doit leur accorder la plus grande attention, quand ils se dessinent fortement et d'une manière tranchée. L'auteur se croit d'autant plus obligé de fixer l'attention sur cet objet, que l'homœopathe reçoit souvent de ses cliens éloignés, atteints de fièvres intermittentes, des tableaux très superficiels et incomplets de leur maladie, et que ces observations peuvent souvent le tirer de l'embarras où cette circonstance le jette.

Lorsque les fièvres intermittentes prennent un *caractère épidémique*, ce qui arrive souvent, on trouve alors, pendant une période plus ou moins longue, qu'un ou deux remèdes répondent particulièrement à l'état des malades, et procurent toujours une guérison rapide. On fera bien dans ces cas, comme pour toutes les maladies épidémiques, de *former un tableau général de la maladie, en rassemblant tous les symptômes qui apparaissent chez les diverses personnes atteintes de la maladie régnante*; ce qui, en procurant une quantité considérable de données (d'indications) médicales, facilite extrêmement le choix du remède convenable.

Quand le tableau des symptômes qu'éprouve un malade atteint de fièvre intermittente est tracé avec exactitude, ce qu'il y a de mieux à faire alors, est de rechercher, dans la *IIIe division* du présent ouvrage, les remèdes capables de produire une fièvre semblable. Le nombre de ces remèdes diminuera de beaucoup par la comparaison avec les *divisions II, IV* et *V*, et sera réduit à quelques-uns; ce qui rendra la recherche facile dans la *division Ire* des particularités qui doivent décider du choix entre ceux qui jusqu'alors se disputaient la préférence. *Mais aussi que l'on ne néglige jamais de comparer les autres propriétés du remède*, dont on ne trouvera ici, excepté quelque généralité pour l'apyrégie dans la *division VI*, que l'influence sur le moral du malade (*division VII*). Cette comparaison doit servir, soit pour preuve de la justesse du choix comme arrêté, soit pour le fixer irrévocablement. Il n'y a aucun doute qu'en suivant ces préceptes, on ne désignât avec certitude, à très peu d'exceptions près, les remèdes les plus convenables et les plus efficaces pour le cas présent.

On suppose que le lecteur sait que le temps le plus convenable pour l'administration du remède est après l'accès de fièvre, quand le malade en est un peu remis. (On doit d'autant plus s'abstenir de le donner avant, et surtout pendant l'accès d'une fièvre intense, que le remède aura été mieux choisi.) On suppose également le lecteur familiarisé avec les autres règles et indications qui se trouvent consignées dans l'*Organon*, § 232 (4ᵉ édition), et dans la *préface* de Hahnmann sur la répétition des doses du même remède (page XXIII du *Répertoire des remèdes antipsoriques*); ce qui ne laisse plus rien à désirer sous ce rapport.

On juge à peine nécessaire de rappeler, en finissant, que le cercle des remèdes qui peuvent être employés dans les fièvres intermittentes, est loin d'être limité par ceux qui sont mentionnés dans cet ouvrage : il n'y a que les plus convenables ou ceux dont l'efficacité a été consacrée par l'expérience, qui ont dû s'y trouver. A plus forte

raison était-il déplacé de parler ici du réveil de
la psore provoqué par de longues fièvres intermittentes, et dont la cure radicale est d'autant
plus longue et difficile, que les remèdes allopa-
thiques employés ont été plus violents. Le but
de l'auteur est uniquement d'alléger la tâche de
l'homœopathe commençant, dans le Traitement
des fièvres intermittentes, but qui ne pouvait être
atteint que par la briéveté de l'ouvrage et la facilité
qu'offre sa disposition pour les recherches; ce qui
fait que toutes les autres considérations, surtout
celle du plus grand développement, ainsi que
ce qui pouvait avoir rapport aux remèdes peu
connus, a dû être subordonné à l'idée principale.
C'est pour la même raison que l'on se borne à
faire observer ici en passant, que les remèdes
reconnus par la pratique les plus efficaces pour
la guérison des fièvres intermittentes, après l'a-
bus du quinquina, sont : *l'arnica*, la *belladona*,
le *calcarea*, le *capsicum*, le *carbo vegetabi-
lis*, le *cina*, le *ferrum*, l'*ipécacuanha*, le *mer-
curius*, le *metallum album*, le *natrum muria-
ticum*, la *pulsatilla*, la *sepia*, le *sulphur* et le
veratrum; sans toutefois vouloir exclure par là
les autres remèdes que l'ensemble des symptômes
pourraient présenter comme plus convenables
dans quelques cas exceptionnels.

Münster, mars 1833.

C. V. Bœnninghausen.

THÉRAPIE HOMŒOPATIQUE

DES

FIÈVRES INTERMITTENTES.

PREMIÈRE DIVISION.

SYMPTOMES DES FIÈVRES INTERMITTENTES.

ACONITUM.

Chaleur brûlante à la face et dans la tête vers le soir, avec rougeur des joues et mal de tête pressif de dedans en dehors; en même temps frissons et horripilations sur tout le corps, avec soif.

Frisson général, avec le front et les lobules des oreilles brûlants, et chaleur séche interne.

Frisson violent, suivi d'une chaleur séche brûlante, avec anxiété excessive, et oppression.

ALUMINA.

D'abord léger frison, et, une demi-heure après, chaleur générale, avec sueur à la face.

ANACARDIUM.

Horripilation fébrile sur tout le corps, avec chaleur à la face, sans soif, dans toutes les positions.

Horripilation fébrile sans soif, mais une chaleur interne, avec une sueur fraîche générale, plus abondante à la tête; en même temps dyspnée, soif, et faiblesse dans le bas-ventre et les genoux.

ANTIMONIUM CRUDUM.

Fièvre intermittente avec un état gastrique et bilieux prédominant.

Fièvre intermittente, avec affections gastriques, nansées, vomissements, amertume de la bouche, et peu de soif.

Fièvre tierce, avec dégoût, nausées, et symptômes gastriques dans l'apyrexie.

Fièvre intermittente avec peu de soif et beaucoup de symptômes gastriques; langue très chargée, goût amer, avec éructation et anorexie.

ANTIMONIUM TARTARICUM.

Le frisson fébrile alterne avec la chaleur jusque vers huit heures du soir. On se réveille la nuit avec soif et ténesme de la vessie.

Agitation , mouvements fébriles violents , fortes chaleurs et abondante sueur la nuit suivante.

Fièvre intermittente avec carus (état comateux) et absence de soif.

Accès de fièvre intermittente accompagné d'une sorte d'état carotique.

Peu de frissons, suivis d'une chaleur prolongée, sans soif, avec une transpiration seulement au front, et létargie persistante.

ARNICA.

Fièvre le matin, d'abord frissons , puis accès de chaleur.

Fièvre intermittente ; bâillements fréquents ; avant le frisson on a une grande soif, et l'on boit beaucoup ; également soif dans la chaleur, mais on boit peu.

Avant la fièvre , sensibilité douloureuse dans le périoste de tous les os, comme si l'on y ressentait un tiraillement.

ARS. Voyez METALLUM-ALBUM.

BELLADONA.

Simples frissons fugaces qui parcourent tout le corps, avec soif ; la chaleur qui le suit n'est pas considérable, et se borne à une augmentation modérée et de la température de la peau et de la transpiration.

Fièvre, avec un léger frisson et beaucoup de chaleur sèche, sans soif.

Frisson fébrile le matin, suivi d'une faible chaleur.

Peu de frissons; chaleur avec horripilation et frisson; la sueur et la soif sont modérées.

Frissons et chaleur sans soif.

Avant midi, horripilations avec frissons qui parcourent tout le corps; après midi, bouffées de chaleur.

℞ Chaleur alternant avec horripilations et frissons, accompagnée de peu de sueur et d'une soif modérée.

Frisonnements qui parcourent tout le corps, suivis, quatre heures après, de sensation de chaleur, et chaleur surtout à la face.

Accès fébriles qui reviennent souvent pendant le cours de la journée; le frisson avec secousses est suivi d'une chaleur générale et de sueur sur tout le corps, sans soif pendant le frisson ni pendant la chaleur.

Fièvre vers le soir; on est soulevé dans le lit par les secousses du frisson; deux heures après, une chaleur avec sueur générale, sans soif pendant l'horripilation ni pendant la chaleur.

Frisson fébrile la nuit, bientôt suivi de chaleur; besoin fréquent d'uriner et lassitude, dans les membres. La nuit suivante, accès comme le précédent, mais double, avec vertige et soif.

Fièvre intermittente (provenant de l'abus du quinquina) avec sensibilité anormale et irritabilité de tout le système nerveux.

Fièvre intermittente avec constipation, ou du moins paresse du rectum.

BRYONIA.

Frisson, avec soif (de deux heures); puis chaleur, avec une soif extrêmement vive (pendant six heures); suivie de sueur pendant toute la nuit, avec diminution de la soif, et malaise de poitrine.

Avant midi, chaleur avec soif; après quelques heures (après midi), frisson sans soif, avec rougeur de la face et céphalalgie.

Le soir, joues rouges, ardentes, et frisson secouant, avec chair de poule et soif.

Lorsqu'on se couche, frisson, bâillement et nausées; puis sueur sans soif depuis dix heures du soir jusqu'à dix heures du matin.

Après midi, horripilation, puis chaleur dans la tête, avec frisson à la poitrine et aux bras, et battement dans les tempes; exacerbation vers le soir; l'horripilation, la chaleur et le frisson ne sont pas accompagnés de soif.

Vertige avec mal de tête; puis frisson avec soif, accompagné de dégoût pour le boire et le manger, suivi d'une chaleur brûlante, avec une soif inextinguible , et , à la fin , une sueur abondante.

Fièvre qui consiste principalement en froid.

Fièvre intermittente avec points dans les côtés et le bas-ventre.

CALCAREA.

Horripilation fébrile sur tout le corps, avec le front chaud, les joues brûlantes et les mains glacées, sans soif.

Soif ardente, avec alternatives de chaleur et de frisson.

Fièvre depuis le matin jusqu'à midi ou après midi, commençant par un déchirement dans les articulations; pesanteur à la tête, suivie de lassitude, au point qu'on peut à peine se dresser dans le lit, et pesanteur dans les membres; pendiculation, chaleur et sensation comme si l'on était toujours au moment de transpirer, avec tremblement et inquiétude dans tous les membres.

Avant midi, alternative de frisson et de chaleur.

Avant midi chaleur fébrile sans soif et sans avoir été précédée de frisons, pendant une heure; puis sentiment d'angoisses, avec une légère transpiration, principalement à la face, aux mains et aux pieds.

Fièvre le soir, avec froid à l'extérieur, chaleur interne et soif vive. On gèle également dans le lit, et l'on sue en même temps, sans pouvoir parvenir à se réchauffer ; enfin, sueur abondante.

Fièvre tierce survenant le soir : d'abord chaleur à la face, puis frissons.

Frisson de tout le corps, avec abattement général ; la tête est prise, vertige et douleur au sacrum.

CAPSICUM.

Frisson violent avec soif sans beaucoup de chaleur.

Le soir, horripilations et frissons dans le dos, qui ne sont suivis ni de chaleur ni de soif, mais seulement d'une légère transpiration.

Frisson, avec soif, qui s'étend en partant du dos, suivi de chaleur et de soif, avec sueur.

Frisson avec soif, puis chaleur avec soif, et à la fin sueur froide.

La soif s'annonce déja avant le frisson, et continue pendant le frisson et la chaleur.

Frisson avec soif, puis chaleur et sueur, mais sans soif.

Chaleur, puis frisson avec soif.

Une chaleur générale et une sueur sans soif qui durent pendant quelques heures, sont suivies, à six heures du soir, d'un frisson avec secousses et claquement des dents ; cet état est accompagné de soif et de froid général, avec sentiment d'angoisse et d'agitation, impossibilité de se rappeler de rien (*unbesinnlichkeit*) et de pouvoir supporter le moindre bruit.

CARBO VEGETABILIS.

Soif qui accompagne seulement le froid, et non la chaleur de la fièvre.

Frisson avec beaucoup de soif; puis chaleur avec rougeur de la peau, et une légère soif vers le commencement seulement, quelquefois avec un peu de transpiration.

Frisson sans soif, chaleur avec soif, oppression de poitrine, et violent mal de tête.

Frisson après midi ; puis chaleur avec rougeur de la face, soif, nausées et vertige.

Déchirements très forts dans les dents et dans les os ; puis un froid qui traverse le corps, suivi de chaleur dans la tête, avec peu de soif, et à la fin beaucoup de sueur et gonflement de l'estomac.

CAUSTICUM.

Une chaleur qui se répand sur tout le corps, sans sueur ni soif; puis une fraîcheur également générale qui survient petit à petit avec bâillements et pandiculations.

A quatre heures après midi, frisson et gresillement dans les jambes jusque dans le dos, avec langueur; cet état dure trois heures; à la fin transpiration, sans chaleur ni soif.

Frisson pendant la première moitié de la nuit; puis chaleur, avec peau moite vers le matin; enfin un peu de repos, sommeil.

A minuit un frisson interne très fort, surtout aux bras et aux jambes, avec des douleurs tranchantes dans le dos, qui dure jusqu'au matin, et qui est suivi d'une sueur générale, avec un bourdonnement et une pesanteur dans la tête.

CHAMOMILLA.

Fièvre intermittente, avec un état gastrique et bilieux prédominant.

Fièvre tierce, avec une pression énorme sur le cœur, et une sueur brûlante au front après l'accès.

Léger frisson le soir; la nuit, beaucoup de sueur et de soif.

Le soir, ardeur avec horripilations passagères.

Peu de froid, mais une chaleur avec soif, qui se maintient long-temps; la tête est prise; réveils fréquents et en sursaut, par frayeur.

CHINA.

Frisson ou horripilation, puis soif, puis chaleur.

Soif, puis frissons, suivis de chaleur et de sueur qui affaiblissent.

Froid avec horripilation et chaleur à la tête, puis légers frissons avec chaleur et soif.

Frisson et horripilation; puis soif, suivie de chaleur, et à la fin sueur avec soif.

Frisson sans soif, puis chaleur avec soif, et les lèvres brûlantes; sueur à la fin.

Soif avant le frisson, après lequel vient la chaleur, et une sueur qui affaiblit.

Soif après la chaleur ou pendant la sueur.

Chaleur qui alterne avec le frisson, ce qui dure d'une demi-heure à une heure; après le frisson vient la chaleur, qui est accompagnée d'un peu de soif pour l'eau froide.

Le soir à cinq heures, froid et horripilation en marchant à l'air; ce qui se dissipe dans l'appartement; une heure après, une forte chaleur, surtout à la face, et que le mouvement augmente; une heure après la chaleur, vient la soif.

Horripilation, avec froid externe et interne, chaleur à la tête et rougeur du visage; huit heures après, surviennent des alternatives de chaleur et de légers frissons, soif pendant les deux états; après, vient un peu de sueur; insomnie, faim canine pendant la nuit, avec manque d'appétit dans la journée.

Tout l'après midi, frissons qui alternent avec la chaleur; en même temps, lassitude dans les membres inférieurs ; exacerbation en marchant à l'air.

Chaleur à la face, avec frissonnement sur tout le reste du corps, et bientôt après froid au front avec une sensation de chaleur dans tout le reste du corps.

Pouls dur, accéléré, avec alternatives de bouffées de chaleur et de froid dans le dos, qui est couvert d'une sueur froide, de même que le front ; sans soif, ni pendant le froid, ni pendant la chaleur.

Chaleur au visage, et, quelques heures après, horripilations et frissons, avec froid de tout le corps.

Tous les jours vers midi, frisson pendant une demi-heure, accompagné et suivi de colique ; puis, pendant deux heures, chaleur avec soif, et rougeur de la face.

Frisson avec soif, puis chaleur avec soif, qui dure ainsi pendant toute l'apyrexie.

Chaleur avec soif ardente, et chaleur après.

Fièvre intermittente qui commence par des souffrances accessoires, comme : palpitations du cœur, éternûments, sentiment d'angoisse, nausées, soif, boulimie, maux de tête, et autres semblables.

CINA.

Fièvre, avec vomissement et boulimie.

Fièvre intermittente; vomissement des aliments, puis frisson général, puis chaleur avec une soif vive.

Fièvre intermittente avec soif, seulement pendant le frisson; puis chaleur, avec un peu de sueur et pâleur de la face; vomissement après la fièvre.

Frisson sans soif, avec nausées et vomissements bilieux; puis chaleur avec soif; exacerbation du mal de tête, délire, faim canine; à la fin, sueur avec prompt sommeil.

Violent frisson, avec pâleur de la face, qui se maintient même pendant la chaleur, accompagné de vomissement de bile.

Tous les jours, après midi, plusieurs accès de frisson, avec soif, et froid aux mains ainsi qu'aux pieds, suivis de chaleur avec pâleur du visage; la chaleur est surtout forte aux pieds et aux mains, avec coliques et tranchées.

Fièvre quotidienne avec froid, sueur froide et faim continuelle pendant l'apyrexie.

COCCULUS.

Frissons secouants le soir, précédés d'horripilation et du *bleuissement* des ongles, sans chaleur et sans sueur.

Fièvre intermittente, avec constipation opiniâtre et crampes de différents genres, surtout crampes d'estomac pendant l'apyrexie.

Fièvre intermittente , avec constipation et paresse du ventre.

COFFEA.

Légère chaleur sans soif, après un petit frisson.

Après midi, à trois heures, chaleur générale et rougeur de la face avec beaucoup de soif, et sans qu'elle ait été précédée de frissons; après la chaleur, sueur générale, qui, pendant les premières heures, est encore accompagnée de soif.

CONIUM MACULATUM.

Forte chaleur avec beaucoup de sueur et de soif, accompagnée d'anorexie, diarrhée et vomissements.

CYCLAMEN.

Au frisson fébrile et au froid succède, petit à petit, une chaleur générale, sans soif, surtout au visage, avec rougeur qui augmente après le repas.

Vers le soir, d'abord frisson avec grande sensibilité au froid; puis chaleur dans quelques parties du corps, le dos des mains et la nuque, mais non au visage, avec sentiment d'angoisse.

DAPHNE MEZEREUM.

Frisson fébrile avec froid externe, et soif pour l'eau froide.

Pendant le frisson et le froid de tout le corps, contraction spasmodique et resserrement de la poitrine d'avant en arrière.

Le frisson est accompagné d'une espèce de soif particulière, sécheresse dans le fond de la bouche, avec flux de salive dans la partie antérieure, et sans désir de boissons.

Somnolence pendant le frisson dans un appartement chaud.

Fièvre intermittente, qui ne consiste qu'en frisson avec soif.

DIGITALIS.

Rougeur et chaleur du visage, avec frissons sur tout le reste du corps, notamment au dos.

Horripilation et frisson, puis chaleur, puis une forte transpiration.

DROSERA.

Frisson pendant toute la journée et chaleur pendant toute la nuit.

Fièvre intermittente quotidienne le matin, de neuf heures à midi; frisson, avec les mains glacées et les ongles bleus; soif après le frisson, puis mal de tête et chaleur à la face; après la chaleur, envie de vomir. Le soir, on se trouve bien; mais pendant la nuit, sueur abondante, surtout au bas-ventre.

FERRUM.

Fièvre intermittente (produite par l'abus du quinquina), avec direction du sang à la tête, gonflement des veines, boursoufflement du tour des yeux, pression à l'estomac et au bas-ventre après avoir un peu mangé; dyspnée produite par la tension de l'abdomen; vomissement des aliments, faiblesse paralytique, etc.

Frisson avec chaleur au visage, rougeur très forte de la face pendant la chaleur.

Sueur le matin, dès l'aube du jour jusque vers midi, revenant de deux jours l'un, et chaque fois immédiatement précédée d'un mal de tête.

GRAPHITES.

Frisson très fort le matin et le soir, puis chaleur suivie de sueur.

Fièvre intermittente quotidienne ; le soir frisson avec tremblements; une heure après, chaleur au visage, avec les pieds froids, et sans sueur subséquente.

Le soir, douleur lancinante dans les tempes, l'oreille gauche et les dents, avec horripilation; sueur la nuit suivante.

HELLEBORUS.

Froid aux mains et aux pieds, avec une forte

3

chaleur interne de la tête, puis légère sueur sur tout le corps.

Étant hors du lit, frisson général continuel sans soif, avec chaleur à la tête, et somnolence en se mettant au lit, chaleur prompte avec sueur générale, également sans soif.

Le soir (vers cinq à six heures), et principalement après s'être couché, chaleur brûlante générale interne, surtout à la tête, avec horripilation interne et frisson, sans soif. Quant on veut boire, il y a opposition, et l'on ne peut boire que peu à la fois.

HEPAR SULPHURIS.

Sueur dans le lit, depuis minuit; ensuite grelottement, également dans le lit.

Le matin, goût très amer dans la bouche; quelques heures après, vient la fièvre; d'abord un frisson avec soif, et une heure après, beaucoup de chaleur, avec un sommeil interrompu.

Le soir (à huit heures), violent frisson et claquement des dents pendant un quart d'heure; en même temps froid aux mains et aux pieds; puis chaleur, avec sueur, surtout à la poitrine et au front, accompagnées d'un peu de soif.

HYOSCYAMUS.

Fièvre quarte, avec toux sèche nocturne.

Fièvre intermittente avec type quartenaire,

accompagnée, pendant la nuit, d'une toux séche nocturne qui interrompt le sommeil.

Fièvre d'après-midi, avec beaucoup de froid et douleurs du dos.

Le soir, frisson très fort et très prolongé, avec un sommeil inquiet, qui est suivi d'une sueur abondante, principalement aux cuisses.

Le soir, chaleur ardente sur tout le corps, avec grande soif, goût putride et beaucoup de glaires à la bouche.

IGNATIA.

Froid fébrile, qui peut être calmé par une chaleur extérieure.

Chaleur de quelques parties, pendant que le froid et l'horripilation se font sentir dans d'autres.

Chaleur seulement extérieure, sans soif.

Soif vive pendant le frisson, et non pendant la chaleur.

Après un frisson avec soif, chaleur avec les pieds glacés, horripilation interne avec rougeur des joues.

Frisson avec soif persistante, même dans le commencement de la chaleur, mais qui disparaît après.

D'abord chaleur, puis frisson avec soif.

Violent frisson avec soif, puis chaleur externe seulement, avec les pieds froids et horripilation externe ; ensuite sueur avec sensation de chaleur au dedans; ces deux états sans soif.

Fièvre après midi, horripilation avec colique, puis faiblesse, et sommeil accompagné d'une chaleur brûlante du corps.

IPECACUANHA.

Frisson interne sous la peau, et d'autant plus qu'on s'expose davantage à la chaleur.

Fièvre intermittente (après l'abus du quinquina), avec nausées et vomissements prédominants.

Frisson léger et de courte durée; puis chaleur rien qu'à la tête , avec soif.

Fièvre intermittente; après une légère horripilation, forte chaleur avec soif, et qui n'est point suivie de sueur.

Fièvre intermittente comme après l'abus du quinquina ; léger frisson sans soif ; puis forte chaleur, avec soif, nausées et vomissements; oppression et points dans la poitrine ; enfin sueur (aigre) abondante.

KALI CARBONICUM.

Frisson continuel, avec une soif vive et chaleur interne ; en même temps, les mains brûlantes et dégoût pour la nourriture.

Fièvre chaque matin à neuf heures , et chaque

après-midi, à cinq, qui dure depuis une demi-heure, jusqu'à l'heure entière ; baillements profonds, avec chaleur générale ; vives douleurs de poitrine, douleurs de tête, et pulsations dans le bas-ventre.

Le soir, alternative de frisson et de chaleur : sueur la nuit suivante.

Fièvre quotidienne du soir ; d'abord à six heures, un frisson avec soif qui dure une heure, puis chaleur sans soif, avec corysa très fort après une légère transpiration et un bon sommeil.

Le matin suivant, âpreté dans la gorge, mauvais goût dans la bouche, anorexie ; l'œil gauche collé par la chassie.

Fièvre intermittente, avec toux convulsive.

LEDUM.

Frisson qui n'est pas suivi de chaleur, avec soif surtout pour l'eau froide.

Chaleur générale sans soif.

En se réveillant, légère sueur générale, avec prurit par tout le corps.

Fièvre intermittente avec douleurs rhumatismales de mauvais caractère.

LYCOPODIUM.

Nausées et vomissements, puis frissons, et enfin sueur (qui n'a pas été précédée de chaleur).

Frisson le soir , au lit, jusqu'à minuit ; puis on se réchauffe et la chaleur devient considérable.

Le matin, sueur avec une odeur aigre.

Alternative de chaleur et de frisson, avec vive chaleur et rougeur aux joues.

Le soir, à sept heures, frisson tremblant avec un froid extrême, comme si l'on était couché dans de la glace, accompagné de tiraillement dans tout le corps ; sueur générale en se réveillant, avec un sommeil plein de rêves ; après la sueur, soif vive.

Fièvre tierce avec vomissement aigre ; le frisson est suivi de gonflement , de bouffisure du visage et des mains.

MERCURIUS.

Froid le soir, au lit, jusqu'à minuit ; puis chaleur avec une soif ardente.

Accès de chaleur, avec angoisses extrêmes, comme si la poitrine était resserrée, sans soif, alternant avec une sensation de froid sur tout le corps, et défaillance.

Continuelle alternative de frisson et de chaleur ; frisson hors du lit, chaleur étant au lit, avec soif extrême pour le lait pendant la nuit.

Frisson et chaleur sans soif ; vers le matin, soif, nausées et excessives palpitations du cœur pendant la sueur, qui est puante et d'une odeur aigre.

METALLUM ALBUM.

Le froid et la chaleur surviennent d'une manière peu distincte, ou en même temps ou alternant l'un avec l'autre.

Fièvre pendant toute la journée; frisson avant
midi, qui ne se modère ni par le mouvement à
l'air libre, ni par la chaleur extérieure; après la
sieste, un sentiment de chaleur externe avec horripilation et frissonnement interne et avec soif.

Absence de soif dans le froid et la chaleur;
une douleur pressive violente dans la région du
front après la fièvre.

Frisson sans qu'il soit possible de se réchauffer,
sans soif, avec mauvaise humeur; bouffées de
chaleur à la face, qui devient rouge quand on
parle ou qu'on fait du mouvement, et cependant
on a froid en même temps.

Chaleur brûlante également externe avec une
grande agitation et une soif vive.

Frisson suivi de chaleur et de sueur quand
l'accès de fièvre est terminé.

Fièvre intermittente où la sueur ne paraît que
quelque temps après l'accès, ou ne paraît pas
du tout.

Frisson secouant très fort avant midi, sans
soif, avec des crampes de poitrine, douleur dans
tout le corps, et impossibilité de se rien rappeler (sorte d'oubli de soi-même); le frisson

est suivi de chaleur sans soif, et après la chaleur, survient une sueur avec bourdonnement dans les oreilles.

L'après-midi, à cinq heures, envie d'aller se coucher, puis horripilation fébrile sur tout le corps, sans soif; puis chaleur sans soif, et douleur pressive dans le front.

Fièvre intermittente (produite par l'abus du quinquina) avec froid modéré, mais chaleur brûlante prolongée sans transpiration marquée, accompagnée de l'apparition ou de l'exacerbation des autres souffrances.

Exacerbation, pendant la durée de l'accès fébrile, des symptômes et souffrances précédentes, mais qui ne sont pas essentiellement liées à la fièvre, et qui, hors de l'accès, sont insignifiantes.

Horripilation avec envies de dormir, en même temps fadeur (absence de goût) des aliments, avec amertume de la bouche en mangeant ou bientôt après.

Fièvre tierce, avec de vives douleurs à l'estomac.

Fièvre quarte avant midi, frisson avec mal de tête et oppression de poitrine, puis chaleur avec rougeur de la peau, dans l'un ou l'autre cas sans soif; plus tard, pendant la nuit, sueur avec grande lassitude.

Fièvre intermittente, où le vertige, les nausées, le tremblement et le prompt affaissement des forces atteignent le plus haut degré.

Frisson avec de violentes souffrances de poitrine et douleurs dans les membres; chaleur avec mal de tête, la sueur vient plus tard. La soif accompagne les trois états (stades) fébriles.

Fièvre intermittente, avec paralysie des membres; douleurs d'un genre insupportable, et vives angoisses (serrement du cœur).

NATRUM MURIATICUM.

Chaleur après la sieste; puis l'horripilation revient jusqu'au soir.

Fièvre : d'abord frisson violent depuis huit heures du matin jusqu'à midi; puis chaleur jusqu'au soir, sans sueur ni soif pendant le frisson ou la chaleur; on est couché, sans connaissance par la violence des maux de tête.

Froid à dix heures du matin, il commence par les pieds; deux heures et demie après, survient une chaleur générale de peu de durée; soif avant et pendant la chaleur, et mal de tête ensuite.

Frisson à dix heures du matin, avec soif et déchirement dans les os; puis une forte chaleur, avec une soif extrême et déchirement dans la tête.

Frisson avant midi pendant trois heures, avec les ongles bleus et claquement des dents; puis une chaleur qui dure pendant autant de temps, avec obscurcissement de la vue, élancements dans la tête, beaucoup de soif et un peu de sueur; douleur dans le dos pendant la fièvre.

Frisson à quatre heures du matin; puis chaleur et mal de tête avec battements; soif, de suite après le frisson et pendant la chaleur.

Frisson très fort, avec claquement des dents, commençant le soir; puis la chaleur ordinaire du visage s'élève un peu avec de violents maux de tête comme si elle allait éclater; ces deux états sans soif et accompagnés d'éruptions aux lèvres.

Le matin, mais toujours en devançant l'heure, frisson avec froid externe, soif vive, violents maux de tête et étourdissements; puis une chaleur modérée, avec un peu de sueur, lassitude et faiblesse des yeux.

Frisson avec grande soif, suivi d'une forte chaleur accompagnée d'une soif ardente et de maux de tête terribles; à la fin, sueur abondante.

Journellement deux heures avant midi, frisson avec mal de tête dans le front qui va en augmentant; puis chaleur avec sueur qui se développe progressivement, et le mal de tête diminue également petit à petit, jusqu'à cinq heures du soir.

NITRI ACIDUM.

D'abord chaleur sèche, puis violent frisson le matin, au lit.

Fièvre d'un jour (éphémère) après être allé trop long-temps en voiture par un vent très fort : frisson qui dure trois heures, puis chaleur de six heures de durée, avec des sueurs excessives.

Frisson pendant une heure dans l'après-midi; puis chaleur générale pendant un quart d'heure; ensuite une forte sueur générale pendant deux heures; point de soif ni dans le frisson, ni dans la chaleur.

Frisson l'après-midi, à l'air libre, durant demi-heure; puis chaleur sèche dans le lit, avec délire, demi-éveillé, sans sommeil; ce n'est que vers le matin que la sueur et le sommeil viennent.

Le soir, frisson et tremblement (secousses); puis bouffées de chaleur, avec sécheresse dans la gorge.

Frissonnement le soir, depuis le moment où l'on va se coucher jusqu'à minuit; puis chaleur sèche à la tête, au buste et aux jambes.

NUX VOMICA.

Le soir après s'être couché, violent frisson et une heure de sommeil; puis chaleur avec mal de tête, tintement dans les oreilles et nausées.

D'abord horripilation; puis chaleur, qui produit un sentiment d'angoisse; enfin soif pour la bière.

Violent frisson tremblant, qui augmente quand

le malade boit; puis chaleur, suivie bientôt de sueur.

Chaleur avant le frisson ou simultanément.

Frissonnement se combinant avec une chaleur interne et externe, et une grande lassitude, ce qui oblige à se coucher, surtout l'après-midi, ou à prendre des vêtements plus chauds.

Soif pendant la chaleur et le froid. Accès fréquents de sueur, suivis de chaleur sèche.

Après la sueur, frisson, puis retour de la sueur.

Sous les couvertures, grande chaleur et sueur, mais horripilation au moindre mouvement pour se découvrir ou aérer le lit.

Fièvre d'après-midi : quatre heures de froid et de frisson avec les ongles bleus; puis chaleur générale, avec ardeur vive dans les mains, soif d'abord pour l'eau, puis pour la bière, sans que l'accès soit suivi de sueur.

Fièvre de l'après-midi ou du soir, frisson et froid après la chaleur.

Fièvre : le soir à six heures, frisson avec des accès intermittents de chaleur, revenant le lendemain à la même heure.

La nuit, sensation de chaleur interne avec un frisson externe en même temps; sécheresse de la bouche, avec dégoût pour les boissons.

Frisson violent pendant la nuit dans le lit; sueur vers le matin, précédée d'un fourmillement dans la peau.

Violent frisson pendant un quart d'heure dans l'après-midi, avec les ongles bleus; puis une heure et demie de chaleur avec soif.

Le matin, en devançant toujours, d'abord frisson modéré, avec les ongles bleus, sans soif; soif avant l'invasion de la fièvre; puis chaleur vive générale et de longue durée, avec beaucoup de soif et élancements dans les tempes; enfin un peu de sueur.

Fièvre intermittente : frisson violent sans soif, puis chaleur prolongée, avec soif, maux de tête, vertige, rougeur de la face, vomissements, urines rouges, et douleurs de poitrine; sueur (ordinaire) de quelques parties après la chaleur.

Fièvre intermittente commençant le matin de bonne heure, peu de frisson, mais beaucoup de chaleur et de soif.

Frisson tremblant avec soif, suivi de chaleur avec soif et sueur.

Fièvre intermittente avec un état gastrique et bilieux prédominant.

Fièvre intermittente avec constipation ou paresse du rectum.

Fièvre intermittente apoplectique, avec vertiges, angoisses, horripilations fébriles, délire avec des visions animées, et tension dans l'estomac.

Fièvre intermittente avec paralysie et faiblesse extrême des membres lors de l'invasion.

Fièvre intermittente avec points dans le côté et le bas-ventre.

OPIUM.

Fièvre : d'abord frisson tremblant, puis chaleur avec sommeil, pendant lequel il survient une transpiration abondante.

Fièvre : on s'endort pendant le frisson ; point de soif pendant le frisson ; la chaleur est accompagnée de soif et d'une chaleur générale abondante.

Frisson aussitôt qu'on se met au lit, après lequel la sueur commence aussitôt qu'on s'endort ; la sueur est surtout abondante autour de la tête.

Frisson secouant vers onze heures du matin ; puis sommeil avec chaleur suivi de sueur ; mal de tête et lassitude générale en se réveillant.

Fièvre avec peu de frisson, mais beaucoup de chaleur sèche.

Fièvre avec carus engourdissant, ronflement ayant la bouche ouverte, tressaillement (saccades) dans les membres, et chaleur ardente du corps avec sueur.

Fièvre intermittente accompagnée de lésions cérébrale, et état soporeux dans la chaleur.

Fièvre intermittente avec état soporeux et engourdissement.

Fièvre comateuse.

PETROLEUM.

Violent frisson à dix heures du matin, avec froid aux mains et au visage, sans soif pendant une demi-heure, suivi, l'après-midi, de chaleur au visage, principalement aux yeux, avec soif pendant une heure.

Frisson le soir, puis chaleur au visage, avec les pieds froids.

Frisson tremblant vers sept heures après midi, pendant une heure; puis sueur à la face et sur tout le corps, les jambes exceptées, qui sont extrêmement froides pendant ce temps-là.

Chaleur à minuit, avec ardeur dans la bouche; soif après minuit.

PHOSPHORUS.

Violent frisson de cinq à six heures de l'après-midi, suivi de chaleur avec soif et frisson interne; et lorsque ce dernier a cessé, chaleur dans le lit et sueur pendant toute la nuit jusqu'au lendemain matin.

Pendant une faim canine nocturne qu'on ne peut apaiser en mangeant, d'abord lassitude, chaleur et sueur, puis frisson avec claquement des dents et froid extrême, chaleur interne après le frisson, surtout aux mains, avec une continuation de froid extérieur.

Violent frisson tremblant la nuit, avec plusieurs

évacuations; puis forte chaleur et sueur générale, et dès lors abondantes sueurs avant midi.

PHOSPHORICUM ACIDUM.

Frisson tremblant de tout le corps, avec les doigts glacés, sans soif, quatre heures après, augmentation de chaleur naturelle, sans soif.

Violent frisson secouant depuis l'après-midi jusqu'à dix heures du soir; puis une chaleur sèche tellement forte qu'on en perd connaissance.

Le soir frisson jusqu'à trembler; le matin suivant chaleur au visage, sécheresse dans la bouche, et mal de gorge la nuit en avalant.

PLUMBUM.

Frissonnement qui va en augmentant jusque vers le soir, même auprès d'un poêle, avec soif et rougeur du visage, dans le lit chaleur externe avec froid intérieur persistant; puis chaleur sèche sans soif, qui se manifeste surtout à la tête, à la poitrine et à l'abdomen.

PULSATILLA.

Après un frisson tremblant, chaleur générale avec sueur et douleurs tiraillantes et pongitives dans les os creux des membres.

Frisson sans soif; soif pendant le frisson.

Frisson sans soif, puis un peu de soif; puis chaleur sans soif, vertiges et étourdissement.

Frisson sans soif, puis chaleur ardente avec soif et céphalalgie, et enfin un peu de sueur.

Sensation de frisson avec tremblement qui revient après quelques minutes, suivi de peu de chaleur, et sans sueur.

D'abord de la chaleur, suivie d'un violent frisson.

L'après midi (à deux heures), soif; puis (à quatre heures) frisson sans soif, avec sensation d'angoisse, et oppression de poitrine, suivi de douleurs tiraillantes depuis le dos jusqu'à la tête; trois heures après, chaleur du corps sans soif, avec sueur au visage, somnolence sans sommeil ni inquiétude; enfin, le matin suivant, sueur générale.

Horripilations réitérées après midi; le soir, chaleur ardente générale avec soif vive, tiraillement comme par effort et qui empêche de s'endormir; douleurs atroces comme celles de l'enfantement, sensibilité douloureuse dans tout le corps et diarrhée aqueuse.

Le soir, frisson très fort et froid externe sans horripilation ni soif; le matin sensation de chaleur comme si la sueur, qui cependant n'a pas lieu, allait s'établir, sans soif ni chaleur externe, cependant avec les mains chaudes et répugnance à se déshabiller et à se découvrir.

Fièvre intermittente avec un état gastrique et bilieux prédominant.

Fièvre intermittente (produite par l'abus du

quinquina), avec amertune des aliments qui, d'ordinaire , ont leur goût naturel.

Fièvre intermittente , vomissements glaireux au commencement du froid, absence de soif dans la chaleur et pendant la sueur; diarrhée glaireuse, nausées et perte de l'appétit pendant toute la durée de l'apyrexie.

Fièvre intermittente commençant à huit heures du matin avec nausées, vomissements , soif, céphalalgie et vertige ; le frisson, la chaleur et la sueur ne sont pas tout-à-fait séparés entre eux; beaucoup de soif pendant tout ce paroxysme.

Fièvre tierce avec frissonnement et somnolente diurne ; sentiment de malaise le soir pendant l'apyrexie.

RANUNCULUS.

Fièvre d'après-midi qui ne consiste presque qu'en froid.

Frisson de tout le corps avec secousses, claquement des dents et soif, accompagné de chaleur des oreilles et du visage , les mains froides et beaucoup d'éructations , puis tranchées dans le bas-ventre et élancements vers la région sous costale.

RHUS TOXICODENDRON.

Frisson de quelques parties, avec chaleur dans d'autres.

Frisson dans les pieds et entre les omoplates ,

suivi, bientôt après, d'une chaleur dans le côté et le bras gauche.

Fièvre : d'abord lassitude somnolente et bâillements ; puis, à dix heures du matin, chaleur considérable dans le corps sans soif ; frisson à sept heures du soir, comme si l'on était arrosé d'eau froide ; chaleur après s'être couché, avec penchant à s'étendre ; sueur vers le matin.

Après midi (à cinq heures), pendiculations dans les membres, horripilations sur tout le corps, avec beaucoup de soif ; les mains froides, chaleur et rougeur de la face ; horripilation également le soir, dans le lit ; le matin légère sueur générale, avec pression dans les tempes.

Le soir à sept heures, frisson externe et sensation de froid sans horripilation, et froid externe sans froid intérieur ; chaleur externe de suite après s'être couché et qui ne permet pas de se couvrir, sans soif avec la bouche humide et les lèvres sèches ; puis à minuit, transpiration générale pendant un demi-assoupissement, et sueur après minuit, d'abord au visage, puis au cuir chevelu, au cou et jusqu'à la poitrine.

Fièvre du soir avec diarrhée : le soir à environ huit heures, frisson sans soif, puis chaleur sèche pendant plusieurs heures, suivie de chaleur avec sueur abondante : ces deux états avec soif, tranchées et diarrhée ; puis sommeil, et le matin la diarrhée se manifeste de nouveau.

Fièvre quotidienne à minuit, avec pression et gonflement au creux de l'estomac, et palpitation du cœur avec angoisses pendant le jour.

D'abord mal de tête (palpitation dans les tempes), puis frisson avec soif, déchirements et douleurs de lassitude (courbature) dans les membres, suivis d'une chaleur générale avec frissonnement en fesant du mouvement; face terreuse; enfin sueur abondante d'une odeur aigre.

Fièvre intermittente tierce, avec un exanthème urticaire, qui disparaît après l'accès et ne laisse pendant l'apyrexie qu'une rougeur et un sentiment d'ardeur dans la sclérotique.

SABADILLA.

Fièvre consistant principalement en froid.

Fièvre intermittente qui revient aux mêmes heures avec un frisson qui dure peu; puis soif suivie de chaleur prolongée, avec maux de tête.

Après midi (cinq heures), violent frisson qui dure deux heures avec claquement des dents, puis chaleur de tout le corps, et à la fin survient un peu de sueur, surtout au front, avec soif; la nuit suivante, points dans la poitrine avec toux.

Le soir (dix heures), frisson tremblant; une demi-heure après, alternative de chaleur et de froid; dans la demi-heure suivante, survient de l'oppression, avec gonflement, accompagnée de sueur abondante.

Frisson avec déchirements dans les membres, suivi de chaleur, pendiculations et bâillements : ces deux états avec soif légère ; puis sueur abondante et prolongée, avec sommeil.

Fièvre intermittente, avec souffrances gastriques prédominantes, toux sèche spasmodique pendant le frisson ; des frissons qui se renouvellent dans l'intervalle, et chaleur plus tard.

SABINA.

Fièvre, le plus souvent vers le soir : d'abord beaucoup de frisson, puis chaleur de tout le corps et sueur abondante la nuit suivante.

Le soir horripilation avec frissons sur tout le corps, principalement au dos; puis chaleur sèche, brûlante, sans soif avec inquiétude dans les membres ; plus tard, la nuit, sueur sans soif.

SAMBUCUS.

Horripilation avec frisson sur tout le corps, les pieds et les mains sont froids ; puis chaleur sèche insupportable, avec répugnance à se découvrir ; après une sueur abondante sans soif extraordinaire, et qui se prolonge même après l'accès fébrile.

Sensation de chaleur brûlante dans la tête et au visage, pendant que le corps est médiocrement chaud, avec les pieds à la glace, sans soif.

Fièvre intermittente : une copieuse et affaiblissante sueur dure pendant tout le temps de l'apyrexie.

SEPIA.

Violent frisson avec secousses pendant une heure, puis forte chaleur avec absence de connaissance; sueur abondante la soirée suivante; pendant la fièvre les urines sont brunes et d'une odeur âcre.

Le matin un peu de frisson, puis toute la journée chaleur au visage et aux mains, avec pâleur de la face, sans soif ni sueur; avant midi pression à l'estomac, et mal de tête en se baissant.

Chaleur générale, avec sueur au visage, soif vive et amertume de la bouche; le frisson revient ensuite avec froid de tout le corps et au visage, en même temps nausées et maux de tête.

Chaleur de tout le corps avec rougeur du visage, puis sueur à la tête et sur le corps avec violent maux de tête, palpitations du cœur et tremblement, ensuite frisson et froid pendant lequel les mains s'engourdissent (deviennent comme mortes).

SILICEA.

Horripilation d'une demi-heure, qui revient souvent dans le courant de la journée; ensuite, un peu de chaleur à la tête, et surtout au visage.

Le soir, après s'être couché, violent frisson avec douleur à l'estomac, puis chaleur générale avec soif; sueur abondante vers le matin.

SPIGELIA.

Alternative de chaleur et de frisson; le frisson se manifeste spécialement au dos, et la chaleur aux mains et au visage.

Fièvre intermittente, dans laquelle quelques parties souffrent de la chaleur, pendant que les autres paraissent froides au toucher.

Cinq jours consécutifs aux mêmes heures : d'abord frisson le matin en sortant du lit ; l'après-midi à cinq heures, chaleur, surtout au tronc, cependant plus forte encore au visage, avec rougeur, mais sans soif marquée.

Après midi, frisson ; puis forte chaleur, et soif vive pour la bière.

Le soir étant au lit, couché, frisson d'une demi-heure ; puis, de suite après, chaleur avec sueur générale et d'une mauvaise odeur, qui dure presque toute la nuit.

SPONGIA.

Frisson avec tremblement, le soir après s'être déshabillé et une demi-heure après, dans le lit, chaleur sur tout le corps excepté aux cuisses, qui étaient engourdies et glacées; sueur pendant la nuit.

STANNUM.

Après-midi, de quatre à cinq heures, chaleur générale sur tout le corps, suivie d'un léger frissonnement, soif pendant et après la chaleur; puis soif pendant plusieurs après-midi, à la même heure.

STAPHYSAGRIA.

Froid, le soir, qui n'est pas suivi de chaleur.

Fièvre du soir, qui consiste uniquement en froid sans soif ni chaleur subséquente.

Horripilation et sentiment de frisson sans soif; une heure après, sensation de chaleur au visage sans soif; puis sueur la nuit suivante.

Fièvre intermittente tierce avec affections scorbutiques (scorbut, goût putride à la bouche, gencives saignantes, anorexie ou défaut d'appétit, et constipation.)

STRAMONIUM.

Fièvre : d'abord chaleur à la tête, puis froid sur tout le corps, suivi de chaleur générale avec angoisses; sommeil pendant la chaleur, et, après le reveil, soif extrêmement vive, au point d'avoir des piquées dans le palais jusqu'à ce qu'on ait bu.

Violente fièvre à midi, et qui revient à minuit avec la même intensité.

Frisson avec tremblement de tout le corps sans soif, perte de souvenir et secousses convulsives des membres; puis chaleur sans soif avec la face très rouge, frissons douloureux avec engoisses en se découvrant tant soit peu; on s'endort dans cet état; soif très vive en se réveillant.

Chaleur et sueur générale sans soif.

SULPHUR.

D'abord chaleur au visage, et sensation comme si l'on relevait d'une maladie grave; un peu de frisson, avec beaucoup de soif pendant la chaleur.

Avant midi (dix heures), frissonnement qui dure une heure, puis tranquillité jusque dans l'après-midi (trois heures), après quoi se manifeste, pendant deux heures, chaleur à la tête et aux mains avec soif pour la bière.

A midi beaucoup de chaleur interne, avec rougeur de la face et frisson en même temps; lassitude et comme brisure de tous les membres, avec une soif vive, jusqu'à minuit; puis le frisson et la chaleur diminuent; une sueur générale se manifeste et dure pendant trois heures.

Chaleur fébrile entremêlée de frisson après-midi , avec des palpitations du cœur prolongées.

Violent frisson le soir au lit; puis allucinations délirantes , et enfin chaleur et sueur abondante.

Frisson tous les soirs , que la chaleur du feu ne calme pas ; forte chaleur dans le lit et sueur d'une odeur aigre tous les matins.

THUJA.

Frisson tremblant avec froid intérieur et extérieur (ordinairement avec , mais quelquefois sans soif) , puis aussitôt sueur générale sans avoir été précédée de chaleur.

Les bouts des doigts sont glacés et engourdis (comme morts) , pendant que le reste du corps, et même les mains, sont extérieurement chaudes.

Violents frissons le matin (à trois heures), pendant une demi-heure , soif après; puis sueur générale abondante, excepté cependant à la tête, qui n'est que médiocrement chaude.

Le soir, chaleur ardente et rougeur de la face sans soif, pendant que le reste du corps est médiocrement chaud , les mains glacées et les doigts engourdis; cet état est suivi de frissons passagers , fugaces.

VALERIANA.

Rien qu'une forte chaleur avec soif vive et la tête extrêmement prise.

Fièvre , avec un peu de frisson et une forte chaleur sèche; pouls très irrégulier.

VERATRUM.

Fièvre qui ne consiste qu'en froid extérieur avec des urines foncées et des sueurs froides.

Froid avec une chaleur qui n'est qu'interne , urines foncées et sueurs froides.

Frisson; puis sueur chaude, qui se transforme bientôt en sueur froide.

Fièvre tierce avec frisson seulement.

Seulement frisson nocturne, avec de vives douleurs au sacrum (bas des lombes).

Frisson avec beaucoup de soif pour les boissons froides , et nausées alternant avec chaleur prédominante, puis chaleur avec soif inextinguible , délire , rougeur de la face , assoupissement continuel , à la fin sueur sans soif avec pâleur de la face.

Frisson le soir alternant avec des bouffées de chaleur , puis chaleur avec une soif vive ; sueur long-temps après.

Frisson et chaleur qui alternent de temps en temps , accompagnés de vertiges , d'un sentiment d'angoisse continuel et d'envies de vomir.

Fièvre intermittente avec constipation et paresse du rectum.

DEUXIÈME DIVISION.

INVASION DE LA FIÈVRE.

1° D'APRÈS L'ÉPOQUE DE LA JOURNÉE.

Le matin : Arn. Bell. Bry. Calc. Caust. China. Cina. Coff. Con. Ferr. Graph. Helleb. Hepar-sulph. Kali. Metallum-alb. Natrum-mur. Nitri-ac. Nux-vom. Opium. Phosph. Phosphoricum-ac. Puls. Rhus-tox. Sep. Sil. Stram. Sulph. Thuj. Veratr.

Avant midi : Bell. Bry. Calc. China. Dros. Kali. Metallum-alb. Natrum-mur. Opium. Petr. Sabad. Staph. Sulph.

Après - midi : Alum. Antimonium-crud. Bry. Caust. China. Coff. Daphne-mez. Hyosc. Ignat. Natrum-mur. Nitri-ac. Nux-vom. Phosph. Phos-phoricum-ac. Puls. Ran. Rhus-tox. Sabad. Spig. Spong. Stann. Staph. Stram. Sulph. Thuj. Veratr.

Le soir : Acon. Anac. Bell. Bry. Calc. Caps. Carbo-veg. Cham. China. Cina. Cocc. Cycl.

Daphne-mez. Graph. Helleb. Hepar-sulph. Hyosc. Ignat. Ipec. Kali. Lyco. Merc. Metallum-alb. Nitri-ac. Nux-vom. Opium. Petr. Plumb. Phosphoricum-ac. Puls. Ran. Rhus-tox. Sabad. Sabin. Samb. Sep. Sil. Spig. Spong. Stann. Staph. Sulph. Thuj. Veratr.

La nuit : Antimonium-tart. Bell. Bry. Caust. Cham. Con. Hepar-sulph. Hyosc. Lyc. Metallum-alb. Natrum-mur. Nitri-ac. Nux-vom. Opium. Petr. Phosph. Puls. Rhus-tox. Sabad. Spig. Spong. Stram. Sulph.

2° D'APRÈS LA PÉRIODICITÉ *.

Fièvre quotidienne : Caps. Carbo-veg. China. Cina. Dros. Graph. Ignat. Ipec. Kali. Metallum-alb. Natrum-mur. Nitri-ac. Nux-vom. Opium. Puls. Rhus-tox. Sabad. Spig. Stann. Staph. Sulph. Veratr.

---

* Il est bien entendu que ce chapitre , surtout , a besoin de beaucoup de compléments , parce que dans les relations qui ont été faites des guérisons homœopathiques de fièvres intermittentes , c'est justement ce point qui n'a jamais été désigné avec assez de soin , et parce que les symptômes, dans la matière médicale , ne donnent que très peu d'indication sous ce rapport ; on n'y a donc consigné que ce qu'a fourni l'expérience. Aussi ce chapitre ne mérite-t-il qu'une considération très secondaire. (*Note de l'auteur.*)

Fièvre double quotid. : China. Graph. Stram.

Fièvre tierce : Alum. Anac. Bell. Bry. Calc. Caps. Carbo-veg. Cham. China. Cina. Dros. Ferr. Ignat. Ipec. Lyc. Metallum-alb. Natrum-mur. Nux-vom. Puls. Rhus-tox. Sabad. Staph. Veratr.

Fièvre double tierce : Rhus-tox.

Fièvre quarte : Anac. Carbo-veg. Hyosc. Metallum-alb. Puls. Sabad.

Type retardant : China. Ignat. Metallum-alb, Natrum-mur. Nux-vom. Cina.

Type devançant : China.

TROISIÈME DIVISION.

RAPPORT DU FRISSON,
DE LA CHALEUR ET DE LA SUEUR.

Frisson (froid , horripilation) : Alum. Anac. Antimonium-tart. Arn. Bell. Bry. Calc. Caps. Carbo-veg. Caust. Cham. China. Cina. Cocc. Coff. Cycl. Daphne-mez. Dig. Dros. Graph. Helleb. Hepar-sulph. Hyosc. Ignat. Ipecac. Kali. Led. Lyc. Metallum-alb. Merc. Natrum-mur. Nitri-ac. Nux-vom. Opium. Petr. Phosph. Phosphoricum - ac. Plumb. Puls. Ran. Rhus-tox.

Sabad. Sabin. Samb. Sep. Sil. Spig. Spong.
Stann. Staph. Stram. Sulph. Thuj. Valer. Veratr.

Frisson général avec *chaleur* partielle : Acon.
Anac. Bell. Calc. Cham. China. Cina. Dig. Ferr.
Helleb. Ignat. Kali. Lyc. Petr. Ran. Rhus-tox.
Thuj.

Frisson extérieur : Calc. Caust. China. Daphne-
mez. Helleb. Ignat. Ipecac. Kali. Lyc. Metallum-alb. Merc. Phosph. Plumb. Sil. Thuj.

Frisson partiel : Bry. Caps. Caust. China.
Graph. Helleb. Hepar-sulf. Ignat. Rhus-tox.
Sabin. Samb. Spig. Spong. Thuj.

Chaleur générale : Anac. Antimonium-tart.
Arn. Bell. Bry. Calc. Caps. Carbo-veg. Caust.
Cham. China. Cina. Coff. Con. Cycl. Dig. Dros.
Graph. Helleb. Hepar-sulf. Hyosc. Ignat. Ipecac.
Kali. Led. Lyc. Metallum-alb. Merc. Natrum-
mur. Nitri-ac. Nux-vom. Opium. Petr. Phosph.
Phosphoricum-ac. Plumb. Puls. Rhus-tox. Sabad.
Sabin. Samb. Sep. Sil. Spi. Spong. Stann. Staph.
Stram. Sulph. Valer. Veratr.

Chaleur générale avec *frisson* partiel : Bry.
China. Ignat. Petr. Samb. Spong. Thuj.

Chaleur générale avec *sueur* partielle : Alum.
Antimonium-tart. China. Puls. Sep.

Chaleur externe : Anac. Con. Ignat. Metallum-alb. Merc. Phosph. Plumb. Rhus-tox. Sil.
Thuj.

Chaleur interne : Acon. Anac. Calc. Carbo-veg. Con. Helleb. Kali. Metallum-alb. Nux-vom. Phosph. Phosphoricum-ac. Puls. Sabin. Staun. Sulph. Veratr.

Chaleur partielle : Acon. Anac. Bell. Bry. Calc. Cham. China. Cycl. Dig. Dros. Ferr. Graph. Helleb. Ignat. Ipecac. Kali. Lyc. Nitri-ac. Petr. Phosphoricum-ac. Ran. Rhus-tox. Sep. Sil. Spig. Stram. Sulph. Thuj.

Sueur générale : Anac. Bell. Bry. Caps. Carbo-veg. Caust. Cham. China. Cina. Coff. Con. Dig. Dros. Ferr. Graph. Helleb. Hepar - sulf. Hyosc. Ignat. Ipecac. Kali. Led. Lyc. Metallum-alb. Merc. Natrum-mur. Nitri-ac. Nux-vom. Opium. Phosph. Plumb. Puls. Rhus-tox Sabad. Sabin. Sep. Sil. Spong. Stann. Staph. Stram. Sulph. Thuj. Veratr.

Sueur générale avec *frisson* partiel : Petr.

Sueur partielle : Bry. Caps. Caust. China. Graph. Helleb. Hapar-sulf. Ignat. Rhus - tox. Sabin. Samb. Spig. Spong. Thuj.

Frisson prédominant : Acon. Arn. Bell. Bry. Caps. China. Cina. Cocc. Coff. Cycl. Daphné-mez. Dig. Dros. Graph. Hepar-sulf. Hyosc. Ignat. Kali. Led. Lyc. Metallum-alb. Natrum-mur. Nitri-ac. Petr. Phosphoricum-ac. Plumb. Puls. Ran. Sabad. Sabin. Sil. Staph. Thuj. Veratr.

Frisson et chaleur en même temps : Bell. Metallum-alb. Nux-vom. Ran. Sabad. Spig.

Frisson et chaleur en même temps, puis sueur : Calc. Sulph.

Frisson et chaleur alternants : Antimonium-tart. Bell. Calc. China. Kali. Lyc. Metallum-alb. Merc. Nux-vom. Sabad. Spig. Sulph. Veratr.

Frisson et chaleur alternants, puis sueur : Kali.

Frisson, puis chaleur : Acon. Alum. Arn. Bell. Bry. Carbo-vegetabilis. Caust. Cham. China. Cina. Coff. Clyc. Dros. Graph. Hapar-sulph. Ignat. Ipecac. Kali. Lyc. Metallum-alb. Merc. Natraum-mur. Nitri-ac. Nux-vom. Opium. Phosph. Phosphoricum-ac. Puls. Sabad. Sep. Sil. Spig. Stram. Sulph.

Frisson, puis chaleur avec sueur : Alum. Anac. Antimonium-tart. Bell. Caps. China. Graph. Helleb. Hepar-sulph. Kali. Natrum-mur. Nitri-ac. Nux-vom. Opium. Phosph. Puls. Rhus-tox. Sabad. Spig. Sulph.

Frisson, puis chaleur avec sueur : Alum. Anac. Antimonium-tart. Bell. Caps. China. Graph. Helleb. Hepar-sulph. Kali. Natrum-mur. Nitri-ac. Nux-vom. Opium. Phosphorus. Puls. Rhus-tox. Sabad. Spig. Sulph.

Frisson, puis chaleur, ensuite sueur : Bry. Caps. Carbo-veg. Caust. China. Cina. Dig. Dros. Graph. Ignat. Ipecac. Kali. Lyc. Metallum-alb.

Natrum-mur. Nitri-ac. Nux-vom. Opium. Phosph. Plumb. Puls. Rhus-tox. Sabad. Sabin. Samb. Sep. Sil. Spong. Staph. Sulph. Veratr.

Frisson, puis sueur : Bry. Caps. Caust. Cham. Lyc. Natrum-mur. Opium. Petr. Phosph. Phosphoricum-ac. Rhus-tox. Sep. Thuj. Veratr.

———

Chaleur prédominante : Autimonium-tart. Bell. Calc. Cham. China. Coff. Cou. Helleb. Hyosc. Ipecac. Metallum-alb. Merc. Natrum-mur. Nitri-ac. Nux-vom. Opium. Petr. Phosph. Phosphoricum-ac. Puls. Rhus-tox. Sabad. Samb. Sep. Stram. Sulph. Valer.

Chaleur, puis frisson : Bry. Calc. Caps. Caust. China. Ignat. Merc. Natrum-mur. Nitri-ac. Nux-vom. Petr. Phosph. Puls. Sep. Stann. Sulph. Thuj.

Chaleur, ensuite frisson, puis retour de la chaleur : Stram.

Chaleur avec frisson, puis sueur : Caps.

Chaleur, puis sueur : Autimonium-tart. Calc. Carbo-veg. China. Coff. Helleb. Metallum-alb. Petr.

Chaleur. avec sueur : Con. Opium. Phosph. Stram.

Chaleur avec sueur, puis frisson : Phosph. Stann.

Sueur prédominante : Cham. Con. Ferr. Nitri-ac. Nux-vom. Opium. Phosph. Rhus-tox.
Samb. Sil. Stann. Stram. Thuj.

Sueur, puis frisson : Hepar-sulph.

Sueur, puis frisson, ensuite sueur : Nux-vom.

Sueur, puis chaleur : Nux-vom.

QUATRIÈME DIVISION.

PARTICULARITÉS DE LA SUEUR.

Sueur affaiblissante : Calc. China. Graph. Metallum-alb. Merc. Phosph. Samb. Sep. Stann.

Sueur qui colore en jaune : Graph. Metallum-
alb. Merc.

Sueur froide : Anac. Caps. China. Cina. Dig.
Metallum-alb. Merc. Sep. Sulph. Veratr.

Sueur gluante : Anac. Calc. Lyc. Metallum-
alb. Merc. Nux-vom. Opium. Phosph. Phosphoricum-ac.

Sueur aigre : Acon. Arn. Bry. Carbo-veg.
Caust. Graph. Hepar-sulph. Ipecac. Lyc.

Merc. Nitri-ac. Rhus-tox. Sep. Sil. Sulph. Veratr.

Sueur puante : Con. Graph. Kali. Led. Merc. Nitri-ac. Nux-vom. Phosph. Sil. Spig. Staph. Sulph.

Sueur à la tête : Anac. Cham. Opium. Phosph. Plumb. Rhus-tox. Sep.

Sueur partout, excepté à la tête : Thuj.

Sueur au visage : Alum. Calc. Carbo-veg. Cham. Metallum-alb. Merc. Rhus-tox. Samb. Sep.

Sueur au front : Antimonium-tart. China. Hepar-sulph. Nux-vom. Sabad. Veratr.

Sueur à la poitrine : Hepar-sulph. Plumb. Rhus-tox. Sep.

Sueur au bas-ventre : Anac. Dros. Plumb.

Sueur au dos : Anac. China. Sepia.

Sueur aux mains : Anac. Calc. Cham. Metallum-alb. Phosph. Sulph.

Sueur aux jambes : Calc. Hyosc. Sep.

Sueur aux pieds : Calc. Helleb. Sulph.

CINQUIÈME DIVISION.

SOIF.

1° SOIF AUGMENTÉE.

Pendant la fièvre en général : Bell. Bry. Calc. Cham. Metallum-alb. Merc. Nux-vom. Puls.

Avant le frisson : Arn. Caps. China. Nux-vom. Puls.

Pendant le frisson : Acon. Arn. Bell. Bry. Caps. Carbo-veg. China. Cina. Daphne-mez. Hepar-sulph. Ignat. Kali. Led. Natrum-mur. Nux-vom. Plumb. Puls. Ran. Rhus-tox. Sabad. Sulph. Thuj. Veratr.

Après le frisson : China. Dros. Sabad. Thuj.

Avant la chaleur : China. Natrum-mur. Puls. Sabad.

Pendant la chaleur : Anac. Antimonium-tart. Bry. Caps. Carbo-veg. Cham. China. Cina. Coff. Con. Hyosc. Ipecac. Metallum-alb. Merc. Natrum-mur. Nux-vom. Opium. Petr. Phosph. Puls. Rhus-tox. Sabad. Sep. Sil. Spig. Stann. Sulph. Valer. Veratr.

Après la chaleur : China. Coff. Nux-vom. Stann. Stram.

Avant la sueur : Coff. Thuj.

Pendant la sueur : Anac. Cham. China. Coff. Con. Metallum-alb. Merc. Rhus-tox. Sabad.

Après la sueur *:* Lyc.

Après que la fièvre (l'accès) est terminée : Antimonium-tart. China. Metallum-alb. Natrum-mur. Nux-vom.

2° ABSENCE DE SOIF.

Pendant la fièvre en général : Antimonium-crud. Antimonium-tart. Bell. Calc. Caps. Carbo-veg. Caust. Helleb. Hepar-sulph. Natrum-mur. Nux-vom. Sabad. Sep. Spig.

Pendant le frisson : Anac. Bell. Bry. Carbo-veg. China. Cina. Cycl. Helleb. Ipec. Metallum-alb. Merc. Natrum-mur. Nitri-ac. Nux-vom. opium. Petr. Phosphoricum-ac. Puls. Rhus-tox. Sabad. Staph. Stram.

Pendant la chaleur : Antimonium-tart. Bell. Bry. Calc. Caps. Carbo-veg. Caust. China. Cina. Coff. Cycl. Helleb. Ignat. Kali. Led. Metallum-alb. Merc. Natrum-mur. Nitri-ac. Phosporicum-ac. Plumb. Puls. Rhus-tox. Sabad. Sabin. Samb. Sep. Staph. Stram. Thuj.

Pendant la sueur : Bry. Caps. Caust. Ignat. Puls. Sabad. Sabin. Samb. Stram. Veratr.

SIXIÈME DIVISION *.

SOUFFRANCES
OU INCOMMODITÉS FÉBRILES (ACCESSOIRES).

I° AVANT LA FIÈVRE (L'ACCÈS).

Vertige : Cina. Lyc. Puls.

Pesanteur de tête : Calc.

Céphalalgie, douleurs de tête : Bry. Carbo-veg. China. Metallum-alb. Natrum-mur. Puls. Rhus-tox.

Ardeurs dans les yeux : Rhus-tox.

Odontalgie (douleurs de dents) : Carbo-veg.

Afflux de glaire dans la bouche : Rhus-tox.

Amertume de la bouche: Hepar-sulph.

---

* Dans cette division , nous avons cru devoir substituer à l'ordre alphabétique de l'auteur , l'ordre de matières qu'indique Hahnmann et que la plupart des médecins homœopathes ont adopté. C'est d'ailleurs ce dernier, incomparablement plus commode pour la recherche et l'étude des symptômes , que suit le docteur Bœnninghausen dans ses autres ouvrages que nous avons l'intention de traduire, et dont l'Aperçu *sur la principale sphère d'action et les propriétés caractéristiques des remèdes antipsoriques* est déja sous presse.   (*Note des traducteurs*).

Faim canine : China. Phoph.
Anorexie (inappétence) : Puls.
Nausées : China, Lyc. Puls.
Envies de vomir : China.
Vomissements : Cina. Lyc. Puls.
Coliques : Metallum-alb.
Diarrhée : Rhus-tox.
Diarrhée glaireuse : Puls.

Éternûment : China.
Douleurs de poitrine : Metallum-alb.
Anxiété (sentiment d'angoisse) : China.
Palpitations du cœur : China.
Douleurs dans le dos : Ipecac. Metallum-alb.
Douleurs dans les os : Arnica. Carbo-veg.
Déchirements dans les membres : Cina. me-
tallum-alb.
Déchirements dans les articulations : Calc.
Sorte d'étirements dans les membres : Colc.
Carbo-veg. Metallum-alb. Rhus-tox.
Pesanteur dans les membres : Calc.
Froid aux pieds : Carbo-veg.
Lassitude somnolente : Rhus-tox
Pendiculations : Calc.
Bâillements : Metallum-alb. Rhus-tox.
Somnolence diurne : Puls.
Penchant à se coucher : Metallum-alb.
Débilité : Calc. Metallum-alb.

Syncopes : Metallum-alb.

Frissonnements : Puls.

Sueur : Sambuc.

2° PENDANT L'ACCÈS FÉBRILE (EN GÉNÉRAL).

Vertiges : Alum. Bry. China. Metallum-alb.
Nux-vom. Phosph. Sepia. Sulph. Verat.

Hébêtement : Ipec.

Absence de connaissance , de tout souvenirs
(*Unbesinnlichkeit*): Metallum-alb. Natrum-mur.
Phosphoricum-ac. Sep.

Direction du sang (congestion) vers la tête :
Ferr. Metallum-alb. Phosph. Sep. Sulph.

Pesanteur de tête : Kali. Phosph. Sep. Valer.

Céphalalgie : Bryon. Calc. China. Daphne-
mez. Graph. Ipecac. Kali. Lycop. Metallum-alb.
Natrum-mur. Nux-vom. Phosph. Sep. Spig.

Affections cérébrales : Opium. Stram.

Accidents apoplectiques : Nux-vom.

Gonflement (bouffissure) au tour des yeux :
Ferr.

Gonflement des lèvres : Metallum-alb.

Éruption aux lèvres : Metallum-alb. Natrum-
mur. Nux-vom.

Douleurs de la face : Spig.

Odontalgie (douleurs de dent) : Graph. Kali.

Saignement des gencives : Staph.

Langue chargée : Antimonium-crud. Nux-vom.
Phosph.

Mauvais goût à la bouche : Kali. Staph.

Amertume de la bouche : Alum. Antimonium-crud. Metallum-alb. Phosph. Sep.

Goût amer des aliments : Puls.

Faim canine : China. Cina. Phosph.

Dégoût pour les aliments : Antimonium-crud. Kali.

Répugnance pour tous les aliments : Kali. Metallum-alb.

Anorexie (inappétence) : Antimonium-crud. China. Con. Kali. Staph.

Renvois : Alum. Antimonium-crud. Carbo-veg. Nux-vom.

Nausées : Antimonium-crud. Ipec. Lyc. Metallum-alb. Phosph. Sep.

Envies de vomir : Droser. Sep. Verat.

Vomissements : Antimonium-crud. China. Cina. Con. Ferr. Ipec. Kali. Lyc. Metallum-alb. Sulph.

Vomissements aigres : Lyc.

Vomissements bilieux : Antimonium-crud. Cham. China. Nux-vom. Puls,

Gonflement au creux de l'estomac : Rhus-tox.

Pression au creux de l'estomac : Rhus-tox.

Pression à l'estomac : Ferr. Sep.

Gastralgie (douleurs d'estomac) : Lyc. Metallum-alb. Nux-vom. Sep. Silic. Sulph.

Crampes d'estomac : Cocc.

Souffrances gastriques en général : Antimonium-crud. Cham. Ipec. Nux-vom. Puls. Sabad.

Hépatalgie (douleurs du foie), China.

Souffrances bilieuses : Antimonium - crud. Cham. Nux-vom. Puls.

Tention dans l'abdomen : Ferr.

Points (élancements) dans le bas-ventre : Bry. Nux-vom.

Coliques : Calc. China. Ferr. Metallum-alb. Phosph. Rhus-tox. Sep. Sulph.

Diarrhée : Con. Metallum-alb. Phosph. Rhus-tox. Sulph.

Constipation : Con. Lycop. Nux-vom. Staph. Verat.

Selles qui retardent : Bell. Con. Nux-vom. Verat.

Urines foncées et puantes : Sep.

Urines troubles : Phosph.

Affections de poitrine : Bry. China. Daphne-mez. Ipec. Kali. Metallum-alb.

Toux : Calcar. China. Ipec. Kali. Metallum-alb. Phosph. Sulph.

Toux nocturne : Hyosc.

Toux Sèche : Bry.

Toux convulsive (coqueluche) : Kali.

Points de côté : Bry. Nux-vom.

Dyspnée : Anac. Ferr. Kali. Lyc. Phosph. Sep.

Oppression de poitrine : Ipecac.

Angoisses : Calc. China. Metallum-alb. Nux-vom. Veratr.

Palpitations du cœur : Rhus-tox. Sep. Sulph.

Douleurs du dos : Calc. Caust. Lycop. Metallum-alb. Natrum-mur.

Douleurs dans les membres : Calc. Carbo-veg. China. Lycop. Metallum alb. Phosph. Sep. Sulph.

Tressaillement, secousses dans les membres : Opium.

Douleurs rhumatiques : Led. Lyc. Metallum-alb.

Faiblesse dans les jambes : China. Metallum-alb.

Sensation de paralysie dans les membres : Nux-vom.

Gonflement des veines : China. Ferr.

Exanthême ortié : Rhus-tox.

Insomnie : China.

Ronflement : Opium.

Assoupissement : Daphne-mez. Natrum-mur. Sep.

Carus (état comateux) : Antimonium-tart Opium.

Apparition de souffrances étrangères : Metallum-alb.

Exacerbation des autres souffrances : Metallum-alb.

Atonie (absence des forces) : Metallum-alb. Nux-vom.

Faiblesse paralytique : Ferr. Metallum-alb.

Paralysie : Metallum-alb.

Agitation (inquiétude) : Calc. Metallum-alb. Silic.

Irritabilité nerveuse : Bell.

Excessive sensibilité des nerfs : Bell.

Crampes : Con.

Douleurs insupportables : Cham. Metallum-alb.

Tremblement : Calc. Con. Metallum-alb. Natrum-mur. Sepia.

Souffrances scorbutiques : Staph.

Délire : Nux-vom.

3° PENDANT LE FRISSON.

Vertige : Alum. Calc. Phosph. Sulph. Verat.

Étourdissement : Natrum-mur.

Absence de connaissance, de souvenir : Caps. Metallum-alb. Stram.

Hébêtement : Caps.

Pesanteur de tête (la tête est prise). Calc. Kali.

Céphalalgie (douleurs de tête) : Acon. Bry. Caps. Cina. Daphne-mez. Dros. Graph. Metallum-alb. Natrum-mur. Sep.

Chaleur à la tête : Acon. Bry. China. Helleb.

Chaleur au front : Acon. Calc.

Otalgie (douleurs d'oreille) : Graph.

Chaleur aux oreilles : Acon. Ran.

Rougeur des joues : Acon. Bry. Lyc.

Rougeur du visage : Acon. Bry. China. Lyc. Metallum-alb. Plumb. Rhus-tox.

Chaleur à la face : Acon. Anac. Bell. Calc. Cham. China. Digit. Ferr. Lyc. Ran. Rhus-tox.

Chaleur aux joues : Acon. Cham.

Couleur jaune de la face : Ignat.

Odontalgie (maux de dents) : Graph. Kali.

Claquement des dents : Caps. Hepar-sulph. Natrum-mur. Nux-vom.

Amertume de la bouche : Alum. Metallum-alb.

Sputation (crachottement) : Alum. Caps.

Soif vive : Arn.

Dégoût pour les aliments et les boissons : Bry. Kali.

Anorexie (défaut d'appétit) : Anac. Phosph. Silic.

Absence de goût des aliments : Metallum-alb.

Nausées : Bryon. Cina. Con. Ignat. Kali. Lyc. Metallum-alb. Sep. Veratr.

Renvois (rapports) : Alum. Ran.

Envies de vomir : Metallum-alb.

Vomissements : Cina. Ignat. Kali.

Vomissements de bile : Cina, Ignat. Metallum-alb.

Vomissements de mucosités (glaires) : Caps. Ignat. Puls.

Vomissements des aliments : Ignat.

Gastralgie (douleurs de l'estomac) : Lyc. Silic. Sulph.

Douleur au creux de l'estomac : Metallum-alb.

Douleurs dans le ventre : Calc. China. Ignat. Metallum-alb. Nitri-ac.. Phosph. Sep.

Coliques : China.

Diarrhée : Metallum-alb. Phosph. Sulph.

Hépatalgie (douleurs au foie) : China.

Engorgement de la rate : Caps.

Froid dans l'abdomen · Metallum-alb.

Urines foncées : Veratr.

Enrouement : Sep.

Toux : Bry. Calc. Phosph. Sabad. Sulph.

Douleur dans les côtes : Sabad.

Élancements (points, piquées) dans la poitrine: Bry. Kali.

Serrement de poitrine : Bry. Daphne-mez. Ipecac. Metallum-alb. Sulph.

Crampes de poitrine : Metallum-alb.

Anxiété : Caps. Metallum-alb. Puls.

Souffrances relatives à la respiration : Kali. Metallum-alb. Natrum-mur.

Palpitation du cœur : Phosphoricum-ac.

Douleurs dans le dos : Calc. Caps. Caust. Hyosc. Ignat. Metallum-alb. Natrum-mur. Puls. Veratr.

Douleur au sacrum : Calc. Caps. Metallum-alb. Nux-vom. Veratr.

Douleur dans les mollets : Rhus-tox.

Douleurs dans les os : Metallum-alb. Natrum-mur.

Douleur de hanche (sciatique) : Rhus-tox.

Douleur de lassitude dans les membres : Rhus-tox.

Douleurs dans les membres : Caps. Metallum-alb. Rhus-tox. Sep. Sulph.

Engourdissement dans les mains (les mains deviennent raides, bleues, et totalement insensibles) : Sep.

Bleuissement des ongles : Con. Dros. Natrum-mur. Nux-vom.

Sensation de paralysie dans les jambes : Ignat. metallum-alb.

Contraction des membres : Caps.

Déchirement dans les membres : Bry. Caps. Lyc. Phosph. Rhus-tox. Sabad.

Bâillements : Bry. Caps. Caust. Metallum-alb. Natrum-mur. Phosph.

Pendiculations : Bry. Caps. Caust. Metallum-alb.

Besoin de se coucher : Bry.

Somnolence : Daphne-Mez. Helleb. Natrum. mur.

Sommeil : Nux-vom. Opium.

Débilité : Calc. Carbo-veg. Caust. Dros. Metallum-alb.

Agitation (inquiétude) : Calc. Caps. Hyosc. Sil.

Sensibilité extrême au moindre bruit : Caps.

Douleur en général : Metallum-alb.

Sensibilité pour le froid : Cycl.

Tremblement : Con. Puls. Sabad.

Tressaillements (mouvements convulsifs) : Stram.

Humeur chagrine : Metallum-alb.

4° PENDANT LA CHALEUR.

Vertiges : Bell. Carbo-veg. Ignat. Metallum-alb. Nux-vom.

Pesanteur de tête (la tête est prise) : Cham. Metallum-alb. Phosph. Sep. Valer.

Étourdissements : Opium. Puls.

Hébêtement : Natrum-mur.

Perte (défaut) de connaissance (*Bewusstlosigkeit*) : Metallum-alb. Natrum-mur. Phosphoricum-ac. Sep.

Perte (défaut) de mémoire (*Unbesinnlichkeit*): Metallum-alb. Natrum-mur. Phosphoricum-ac. Sep.

Céphalalgie (douleurs de tête) : Antimonium-tart. Calc. Caps. Carbo-veg.

Froid au front : China. Cina.

Faiblesse des yeux : Natrum-mur. Sep.

Obscurcissement de la vue : Natrum-mur.

Tintement dans les oreilles : Nux-vom.

Rougeur du visage : Alum. Carbo-veg. China. Coff. Cocc. Cycl. Ferr. Ignat. Lyc. Nux-vom. Sep. Spig. Stram. Sulph. Veratr.

Gonflement (bouffissure) du visage : Metallum-alb.

Pâleur de la face : Cina. Lyc. Metallum-alb. Rhus-tox. Sep.

Ardeur des lèvres : China.

Sécheresse des lèvres : Rhus-tox.

Langue sèche : Metallum-alb.

Langue chargée : Metallum-alb. Phosph.

Ardeur dans la bouche : Petr.

Amertume de la bouche : Metallum-alb. Phosph. Sep.

Mauvais goût à la bouche : Caps.

Goût putride : Hyosc.

Afflux de glaires dans la bouche : Hyosc.

Sécheresse de la bouche : Nitri-ac. Nux-vom. Phosph. Phosphoricum-ac. Sep. Sulph.

Défaut de soif : Arn.

Faim canine : Cina. Phosph.

Anorexie (perte d'appétit): Con. Metallum-alb.

Sécheresse dans la gorge (le gosier) : Nitri-ac.

Douleur dans la gorge : Phosph. Phosphoricum-ac. Sep.

Aversion pour la boisson : Nux-vom.

Gastrodynie (douleur de l'estomac) : Carbo-veg. Cina.

Nausées : Carbo-veg. Ipecac. Metallum-alb. Nitri-ac. Nux-vom. Phosph. Sep.

Vomissement en général : Con. Ipecac. Metallum-alb. Nux-vom.

Vomissement de bile : Cina.

Vomissement d'eau : Nux-vom.

Vomissement des aliments : Nux-vom.

Vomissement de glaires (mucosités) : Nux-vom.

Battements (palpitations) dans le ventre : Kali.

Hépatalgie (douleur au foie) : Metallum-alb.

Coliques : Caps. Carbo-veg. Cina. Metallum-alb.

Diarrhée : Con. Puls.

Ténesmes vains : Caps.

Urines rouges : Nux-vom.

Urines fréquentes : Bell. Lyc.

Coriza : Kali.

Serrement de poitrine : Acon. Carbo-veg. Ipecac. Metallum-alb. Merc.

Douleur de poitrine : Caps. Carbo-veg. Ipecac. Kali. Metallum-alb. Nux-vom.

Dyspnée : Anac. Lyc. Metallum-alb. Phosph.

Sentiment d'angoisse : Acon.

Palpitation du cœur.

Anxiété : Cycl. Metallum-alb. Nux-vom. Stram.

Douleurs dans le dos : Caps. Ignat. Natrum-mur.

Douleurs ressemblant à celles de l'enfantement : Puls.

Douleurs dans les os : Ignat. Natrum - mur. Sulph.

Douleurs dans les membres : Calc. Caps. Carbo-veg. Metallum-alb. Puls. Sulph.

Pesanteur dans les membres : Calc.

Engourdissement des doigts (ils deviennent raides, blancs, et totalement insensibles) : Thuj.

Ardeur aux mains : Nux-vom.

Engourdissement et sentiment de froid dans les cuisses : Spong.

Douleur dans les jambes : Carbo-veg.

Froid aux pieds : Ignat.

Rougeur de la peau : Metallum-alb.

Insomnie : Nitri-ac. Puls.

Bâillement : Kali. Sabad.

Pendiculations : Calc. Rhus-tox. Sabad.

Somnolence : Puls.

Sommeil : Hepar-sulph. Ignat. Opium. Stram. Veratr.

Sommeil profond (état soporeux) : Opium. Veratr.

Carus (coma) : Antimonium-crud. Opium.

Tressaillement, saisissement de frayeur pendant le sommeil, réveil en sursaut : Puls.

Réveil en sursaut par frayeur : Cham. Lyc.

Sentiment de maladie intérieure : Sulph.

Tremblement : Calc. Metallum-alb. Sep.

Débilité (lassitude, abattement) : Anac. Bell. Calc. Merc. Natrum-mur. Nux-vom. Phosph.

Faiblesse : Ignat. Metallum-alb.

Agitation (inquiétude) : Antimonium-tart. Calc. Metallum-alb. Petr. Sabin.

Sensibilité douloureuse du corps : Puls. Stram.

Horripilation interne : Ignat.

Frisson en fesant du mouvement : Nux-vom. Rhus-tox.

Allucination : Carbo-veg. Metallum-alb. Nitri-ac.

5° PENDANT LA SUEUR.

Pesanteur de tête : Caust.

Bourdonnement dans la tête : Caust.

Congestion vers la tête : Thuj.

Céphalalgie (douleur de tête) : Ferr. Rhus-tox.

Bruissement dans les oreilles : Metallum-alb.

Pâleur du visage : Veratr.

Nausées : Merc. Thuj.

Vomissement : Sulph.

Tenesme : Sulph.

Urines abondantes : Phosph.

Urines troubles : Phosph.

Dyspnée : Anac.

Anxiété : Calc.

Palpitation du cœur : Merc.

Doigts ridés (rugueux) : Antimonium-crud. Merc. Phosphoricum-ac.

Fourmillement de la peau : Nux-vom.

Prurit de tout le corps : Led.

Exanthêmes : Con.

Sommeil : Cina.

Assoupissement : Rhus-tox.

Réveil : Anac. Natrum-mur. Nitri-ac.

Débilité : Anac. China. Metallum-alb. Sulph.

Frisson en fesant du mouvement : Nux-vom.

6° APRÈS LA FIÈVRE (L'ACCÈS) ET PENDANT L'APYREXIE.

Vertige : Acon. Arn. Bell. Bry. Colc. Caust. Cham. Cocc. Con. Daphne-mez. Hyosc. Lyc. Metallum-alb. Nitri-ac. Nux-vom. Opium. Petr. Phosph. Ran. Sep. Sil. Spig. Valer.

Étourdissement : Acon. Bell. Con. Daphne-mez. Kali. Opium. Stram.

Chaleur à la tête : Anac. Ignat. Lyc. Sil. Spig.

Congestion vers la tête : Acon. Arn. China. Lyc. Nux-vom. Phosph. Sep. Sulph.

Céphalalgie (douleur de tête) : Bell. Bry. Caps. Carbo-veg. China. Cocc. Cros. Ignat. Metallum-alb. Natrum-mur. Nux-vom. Opium. Phosphoricum-ac. Puls. Rhus-tox. Sep. Spong. Stann. Valer.

Souffrances des yeux : Antimonium-tart. Bell.

Kali. Natrum-mur. Nitri-ac. Rhus-tox. Spig.
Staph. Veratr.

Troubles dans la vue : Calc. Cocc. Cycl. Dig.
Lyc. Merc. Natrum-mur. Phosph. Sep. Sil. Stann.
Sulph. Thuj.

Douleurs d'oreilles : Bell. Nitri-ac. Phosphoricum-ac. Puls. Ran. Samb. Spig. Staph. Sulph.

Otalgie (douleurs d'oreille très fortes) : Bell.
Cham. Cina. Phosphoricum-ac. Rhus-tox. Spig.

Sensibilité extrême de l'ouie : Anac. Arn.
Coff. Ignat. Merc. Phosphoricum-ac. Sep. Spig.

Surdité : Calc. Lyc. Nitri-ac. Petr. Rhus-tox.
Sil.

Sensibilité (augmentée) de l'odorat : Acon.
Bell. Dros. Nux-vom.

Perte de l'odorat : Anac. Antimonium-tart.
Cycl. Daphne-mez. Hyosc. Nux-vom. Opium.
Puls. Sep. Sil.

Gonflement (bouffissure) des joues : Cham.
Rhus-tox.

Rougeur des joues : Caps. Cham. Cina.

Visage bleu : Bell. Hyosc. Opium. Samb.

Chaleur au visage : Arn. Cham. Graph. Lyc.
Nux-vom. Petr. Sabad. Spig. Veratr.

Gonflement (bouffissure) du visage : Bry.
Hyosc. Lyc. Metallum-alb. Nux-vom. Sep.

Couleur jaune du visage : Caps. China. Ferr.
Metallum-alb. Natrum-mur. Petr. Sabad. Spig.
Veratr.

Pâleur du visage : Anac. Carbo-veg. China. Cina. Daphne-mez. Ignat. Lyc. Petr. Phosph. Plumb. Puls. Spong. Stann. Sulph. Veratr.

Rougeur du visage. Acon. Bell. Bry. Caps. Graph. Hyosc. Opium. Rhus-tox. Samb. Stram. Veratr.

Saignement des gencives : Calc. Carbo-veg. Graph. Merc. Natrum-mur. Nitri-ac. Phosph. Phosphoricum-ac. Sep. Staph. Sulph.

Gonflement de la langue : Bell. China. Metallum-alb. Merc. Nitri-ac.

Salivation : Cham. Dig. Dros. Hyosc. Led. Merc. Nitri-ac. Rhus-tox. Spig. Veratr.

Soda : Calc. Caps. Lyc. Nux-vom. Petr. Sil. Sulph.

Goût aigre dans la bouche : Calc. Ignat. Nux-vom. Petr. Phosph. Sep.

Goût amer : Bry. Calc. Carbo-veg. Cham. Lyc. Metallum-alb. Merc. Natrum-mur. Nitri-ac. Petr. Phosphoricum-ac. Puls. Sabin. Sulph.

Goût fade : Bry. Cycl. Nux-vom.

Goût métallique : Cocc. Merc. Nux-vom. Rhus-tox.

Goût mauvais : Ipecac. Kali.

Goût putride : Bell. Merc. Nux-vom. Puls.

Goût salé : Carbo-v. Chin. Metall.-alb. Mer.

Perte du goût : Lyc. Puls. Sil. Veratr.

Mauvaise odeur de la bouche : Arn. Cham. Mer. Nux-vom. Petr. Sep. Sulph.

Amertume des aliments : Cham. Ipecac. Phos-phoricum-ac.

Anorexie (défaut d'appétit) : Caps. Carbo-veg. China. Cocc. Cycl. Ipecac. Kali. Metallum-alb. Natrum-mur. Nux-vom. Puls. Sabad.

Faim augmentée : Carbo-veg. China. Cina. Graph. Lyc. Stann. Sulph. Veratr.

Renvois (rapports, éructations) amers : Arn. Bry. Calc. Puls.

Renvois aigres : Lyc. Natrum-mur. Nux-vom. Phosph. Sulph.

Renvois avec le goût des aliments qu'on a pris : Phosph. Puls. Sil.

Renvois putrides: Arn. Nux-vom. Puls. Sulph.

Renvois vides : Acon. Antimonium-tart. Arn. Bry. Calc. Carbo-veg. Cocc. Con. Daphne-mez. Graph. Lyc. Metallum-alb. Nitri-ac. Phosph. Sep. Stann.

Répugnance pour les acides : Bell. Ignat. Phosphoricum-ac. Ignat. Metallum-alb. Merc. Nitri-ac. Veratr.

Répugnance pour les aliments gras : Calcarea-sulph. Helleb. Natrum-mur. Petr.

Répugnance pour les aliments chauds : Anac. Antimonium-tart. Bell. Cham. China. Cocc. Coff. Cycl. Ferr. Graph. Helleb. Ignat. Lyc. Metallum-alb. Merc. Nux-vom. Puls. Sabad. Sil. Sulph. Veratr.

Répugnance pour la bière : Alum. Bell. Cham.

Répugnance pour le café : Bell. Carbo-veg. Cham. China. Coff. Merc. Natrum-mur. Nux-vom. Rhus-tox. Sabad. Spig.

Répugnance pour les douceurs : Arn. Caust. Graph. Ignat. Merc. Nitri-ac. Veratr.

Répugnance pour le lait : Arn. Bell. Calc. Ignat. Sep. Sil. Stann.

Répugnance pour le mouvement : Bell. Bry. Caps. Cham. China. Cocc. Ferr. Ignat. Merc. Nux-vom. Opium. Puls. Rhus-tox. Sabad. Spig. Stram. Sulph. Veratr.

Répugnance pour le pain. Bell. Con. Cycl. Ignat. Kali. Lyc. Natrum-mur. Nux-vom. Nitri-ac. Phosph. Phosphoricum-ac. Puls. Rhus-tox.

Répugnance pour le tabac (fumer) : Alum. Arn. Bell. Calc. China. Daphne-mez. Ignat. Led. Natrum-mur. Nux-vom. Phosph. Rhus-tox. Sep. Spig. Stann.

Répugnance pour la viande : Alum. Arn. Bell. Calc. Carbo-veg. Cham. Daphne-mez. Ferr. Graph. Ignat. Lyc. Metallum-alb. Merc. Nitri-ac. Op. Pet. Puls. Rhus-tox. Sab. Sep. Sil. Sulph.

Nausées : Hepar-sulph. Hyosc. Ipecac. Metallum-alb. Nux-vom. Rhus-tox. Sabad. Sil.

Envies de vomir : Bell. Bry. Cocc. Dros. Ferr. Ignat. Merc. Nux-vom. Puls. Sulph. Veratr.

Vomissement en général : Antimonium-tart. China. Cina. Ferr. Hyosc. Ipecac. Merc. Nux-vom. Sep. Sil.

Vomissement des aliments : Cham. Ferr. Ipecac. Metallum-alb. Nux-vom. Puls.

Vomissement de bile : Ipecac. Metallum-alb. Merc. Nux-vom. Puls.

Vomissement de glaires : Merc. Nux-vom. Puls.

Affections gastriques : Acon. Antimonium-crud. Bell. Bry. Cham. Coff. Deg. Ignat. Ipecac. Nux-vom. Puls. Rhus-tox.

Douleur au creux de l'estomac : Bell. Bry. Calc. China. Lyc. Merc. Natrum-mur. Nux-vom. Phosph. Puls. Sabad. Sep. Sil Spig. Stann. Veratr.

Gonflement au creux de l'estomac : Bry. Carbo-veg. Cham. Cycl. Coff. Helleb. Lyc. Nux-vom. Opium. Puls. Sabad.

Gastralgie (douleur d'estomac) : Acon. Arn. Calc. Caust. Cocc. Con. Fer. Ignat. Lyc. Metallum-alb. Natrum-mur. Nux-vom. Puls. Sabad. Sep. Sil. Stann.

Crampe d'estomac : Bell. Bry. Calc. Carbo-veg. Cham. Cocc. Ignat. Metallum-alb. Natrum-mur. Nux-vom. Puls. Sil. Stann. Sulph. Veratr.

Hépatalgie (douleur du foie) : Bell. Bry. Cham. Lyc. Merc. Nux-vom. Puls.

Ictère : Acon. Bell. Cham. China. Dig. Ferr. Metallum-alb. Merc. Nux-vom. Puls. Rhus-tox. Sulph.

Néphralgie : Bell. Cina. Hepar-sulph. Lyc. Staph.

Gonflement de la rate : Caps. Nitri-ac. Nux-vom.

Constipation : Alum. Anac. Bry. Calc. Carbo-veg. China. Cocc. Con. Ferr. Graph. Led. Lyc. Natrum-mur. Nux-vom. Opium. Plumb. Sabad. Sil. Staph. Stann. Sulph. Veratr.

Coliques (douleurs du ventre.) : Antimonium-tart. Led. Plumb. Ran. Sulph.

Diarrhée : Antimonium-tart. Cham. China. Deg. Dros. Ignat. Metallum-alb. Merc. Nitri-ac. Phosph. Phosphoricum-ac. Puls. Rhus-tox. Sabin. Valer. Veratr.

Tenia : Calc. Carbo-veg. Graph. Petr. Sabad. Sulph.

Souffrances urinaires : Caps. Caust. Dig. Staph.

Tenesme de la vessie : Antimonium-tart. Dros. Helleb. Hyosc. Lyc. Phosphoricum-ac. Thuja.

Urines claires : Cocc. Phosphoricum-ac. Thuj.

Urines foncées : Antimonium-tart. Bry. Calc. Carbo-veg. China. Merc. Sep.

Urines troubles : Antimonium-tart. China. Dulca. Graph. Ipecac. Merc.

Crampes de matrice : Bry. Cocc. Con. Ignat.

Menstruation trop forte : Acon. Bell. Calc. Cham. China. Cina. Ferr. Hyosc. Ignat. Ipecac. Led. Lyc. Metallum-alb. Merc. Natrum-mur. Nux-vom. Opium. Phosph. Sabin. Sep. Sil. Spong. Stann. Stram. Sulph.

Menstruation trop faible : Alum. Con. Graph. Lyc. Natrum - mur. Phoph. Puls. Sabad. Sil. Sulph. Veratr.

Menstruation trop hâtive : Acon. Alum. Bell. Bry. Calc. Carbo-veg. Cham. Cocc. Ferr. Hyosc. Ignat. Kali. Led. Lyc. Metallum-alb. Merc. Nux-vom. Petr. Phosph. Rhus-tox. Sabin. Sep. Spong. Staph. Sulph. Veratr.

Menstruation qui retarde : Bell. Caust. China. Con. Ferr. Graph. Hyosc. Ignat. Ipecac. Kali. Lyc. Natrum-mur. Puls. Sabad. Sil. Sulph.

Menstruation supprimée : Calc. Cham. China. Con. Ferr. Graph. Kali. Lyc. Merc. Nux-vom. Puls. Sep. Sil. Sulph.

Enchiffrénement : Calc. Carbo - veg. Graph. Kali. Natrum-mur. Nitri-ac. Phosph. Puls. Rhus-tox. Sep. Sil. Spong. Sulph.

Enrouement : Bry. Calc. Caps. Carbo - veg. Cham. Lyc. Natrum-mur. Nitri-ac. Petr. Phosph. Phosphoricum-ac. Puls. Sep. Spig. Spong.

Apreté de la gorge (raucité) : Kali. Nitri - ac. Phosph. Ran. Stann.

Maux de gorge : Bell. Caps. Hepar - sulph. Ignat. Led. Merc. Nitri-ac. Nux-vom. Phosphoricum-ac. Plumb. Ran. Sabad. Sabin. Spong.

Inflammation du gosier : Acon. Alum. Bell. Cham. Merc. Nux-vom. Puls. Rhus-tox. Samb.

Toux : Arn. Antimonium-tart. Bell. Bry. China. Cina. Cocc. Con. Dros. Hepar-sulph. Hyosc. Ignat. Ipec. Metallum-alb. Merc. Natrum-mur. Nux-vom. Opium. Phosph. Plumb. Puls. Sep. Sil. Spong. Stann. Sulph.

Toux convulsive (coqueluche) : Arn. Bell. Bry. China. Cina. Con. Dros. Hepar-sulph. Hyosc. Ignat. Ipecac. Led. Metallum-alb. Nux-vom. Opium. Puls. Stann. Sulph.

Douleurs de poitrine : Bry. Puls. Ran. Rhus-tox. Sabad. Spig. Stann.

Gonflement des mamelles : Bry. Calc. Puls.

Serrement de poitrine : Caps. Carbo-veg. Cocc. Ignat. Metallum-alb. Natrum-mur. Plumb. Sabad. Samb. Spig. Stann. Stram. Sulph. Veratr.

Accès de suffocation : Bell. Ipecac. Metallum-alb. Samb. Veratr.

Souffrances nocturnes de la respiration : Ignat. Metallum-alb. Merc. Nux-vom. Opium. Rhus-tox. Samb. Sulph.

Palpitation du cœur : Acon. Ignat. Merc. Natrum-mur. Sep. Spig. Sulph. Veratr.

Douleurs du dos : Arn. Calc. Caps. Cham. Ignat. Metallum-alb. Nitri-ac. Nnx-vom. Petr. Samb. Sep. Sil. Spig. Stram. Thuj. Veratr.

Douleurs ressemblant à celles de l'enfantement : Bell. Opium. Puls.

Douleurs dans les articulations : Arn. Bry. Caust. Cham. China. Cocc. Ignat. Ipec. Metallum-alb. Phosphoricum-ac. Plumb. Puls. Rhus-tox. Sabin. Sulph.

Douleurs rhumatiques : Acon. Antimonium-tart. Arn. Bell. Bry. Carbo-veg. Caust. Cham. Nux-vom. Puls. Rhus-tox. Thuj. Valer. Veratr.

Sciatique (douleur de hanche) : Bell. Cham. Metallum-alb. Merc. Nux-vom. Puls. Rhus-tox.

Raideur des membres : Cocc. Lyc. Sabad.

Sensation de paralysie des membres : Acon. Arn. Carbo-veg. China. Cocc. Cycl. Dros. Nux-vom. Plumb. Sil. Veratr.

Déchirement dans les membres : Calc. Caps. Carbo-veg. Caust. China. Dros. Graph. Lyc. Nitri-ac. Puls. Sabin.

Gonflement des mains : Calc. Dig. Lyc. Stann.

Froid aux mains : Carbo-veg. Nitri-ac. Rhus-tox. Spig.

Gonflement des extrémités des doigts : Thuj.

Froid aux pieds : Carbo-veg. Graph. Hyosc. Lyc. Rhus-tox. Sep. Sil.

Gonflement des pieds : Bry. Caps. Caust. China. Ferr. Lyc. Nux-vom. Puls. Sep. Sil.

Sécheresse de la peau : Anac. Bry. Metallum-alb. Rhus-tox. Sabad.

Gonflement (bouffissure, boursoufflement) de la peau : Bell. Bry. China. Con. Dig. Ferr. Helleb. Hyosc. Opium. Plumb. Puls. Rhus-tox. Samb. Sep.

Erysipèle : Bell. Graph. Hepar-sulph. Merc. Rhus-tox. Sulph.

Desquamation de la peau : Acon. Daphne-mez. Dig. Helleb. Merc. Phosphoricum-ac. Rhus-tox. Sabad. Sulph. Veratr.

Sueurs trop fréquentes : Antimonium-tart. Calc. China. Ferr. Graph. Metallum-alb. Nux-vom. Samb. Veratr.

Absence de sueur : Kali. Lyc.

Souffrances des glandes : Bell. Cocc. Con. Spong. Staph. Sulph.

Amaigrissement : Carbo-veg. China. Ferr. Metallum-alb. Merc. Nux-vom. Opium. Phos-phoricum-ac. Plumb.

Absence de douleur : Con. Helleb. Opium. Phosphoricum-ac. Stram.

Atonie (faiblesse) : China. Dig. Ferr. Lyc. Metallum-alb. Nitri-ac. Veratr.

Faiblesse nerveuse : Bell. Cham. China. Coff. Ignat. Nux-vom. Puls. Valer.

Inquiétude (agitation) : Acon. Bell. Cham. Cina. Dros. Metallum-alb. Phosp. Sil. Spig.

Lassitude : Arn. Alum. Bell. Bry. Carbo-veg. Caust. China. Cina. Cocc. Ferr. Hyosc. Ignat. Kali. Led. Lyc. Metallum-alb. Natrum-mur. Nitri-ac. Nux-vom. Opium. Puls. Sabad. Veratr.

Émoussement des sens : Anac. Caps. Cham. Cycl. Helleb. Plumb. Puls. Sil.

Impressionabilité extrême des sens : Acon. Bell. Cham. China. Coff. Ignat. Merc. Nux-vom. Puls. Valer.

Tressaillement (saccades, mouvemeuts convulsifs) : Bell. China. Metallum-alb. Merc. Nitri-ac.

Convulsions : Bell. Calc. Caust. Cham. Cina. Dros. Dig. Hyosc. Ignat. Merc. Nux-vom. Opium. Phosphoricum-ac. Stann. Valer. Veratr.

Syncopes : Acon. Cham. China. Graph. Nux-vom. Puls. Stram.

Insomnie : Bell. Bry. Carbo-veg. China. Cina. Coff. Hyosc. Ipecac. Led. Metallum-alb. Merc. Natrum-mur. Nitri-ac. Opium. Puls. Ran. Rhus-tox. Sil. Spig.

Penchant à se coucher : Acon. Bell. Caps. Ferr. Nux-vom.

Somnolence : Acon. Arn. Bell. Bry. Calc. Carbo-veg. Hoysc. Merc. Opium. Sabad. Spig. Stann. Stram. Sulph. Veratr.

Assoupissement soporeux : Cham. Opium. Puls. Veratr.

Carus (sopor) : Antimonium-tart. Bell. Cham. Cocc. Con. Hyosc. Opium. Puls. Rhus-tox.

Agitation du sang (accélération de la circulation) : Acon. Lyc. Petr. Puls. Sep. Sil.

Frisson, frissonnement : Anac. Bry. Caps. Cocc. Daphne-mez. Dig. Led. Natrum-mur. Ran. Sabad. Sil. Veratr.

Tremblement : Arn. Bry. China. Cocc. Con. Graph. Ignat. Nux-vom. Opium. Puls. Rhus-tox. Sabad.

SEPTIÈME DIVISION.

ÉTAT MORAL.

Gaîté et bonne humeur : Caps. Coff. Opium. Phosphoricum-ac. Valer.

Humeur changeante : Antimonium-tart. Bell. Cycl. Ferr. Ignat. Spong.

Maladies imaginaires : Calc. Kali. Merc. Stram.

Impatience, hâtiveté : Acon. Antimonium-tart. Bell. Cham. Cina. Dros. Hyosc. Ignat. Ipecac. Merc. Nitri-ac. Phosphoricum-ac. Puls. Stann. Sulph. Valer. Veratr.

Indifférence, insensibilité : Carbo-veg. China. Cina. Puls. Sep.

Méfiance, misanthropie : Bell. Led. Lyc.

Irrésolution, scrupule : China. Ignat. Nux-vom. Petr. Puls.

Angoisses, anxiété, désespoir : Acon. Alum. Anac. Antimonium-crud. Antimonium-tart. Arn. Bell. Calc. Carbo-veg. Caust. Cham. Cocc. Coff. Dros. Ferr. Graph. Helleb. Kali. Lyc. Metallum-aib. Merc. Nitri-ac. Nux-vom. Phosph. Puls.

Rhus-tox. Sep. Sil. Staph. Sulph. Valer. Veratr.

Timidité, disposition à s'effrayer : Acon. Antimonium-crud. Calc. Cocc. Ignat. Kali. Lyc. Opium. Phosph. Ran. Samb. Sep. Spong. Stram. Valer.

Abattement, humeur sombre : Antimonium-crud. Calc. China. Cocc. Coff. Con. Cycl. Dig. Graph. Ignat. Lyc. Natrum-mur. Nitri-ac. Phosphoricum-ac. Puls. Ran. Sabin. Sep. Spig. Spong. Stann. Sulph. Thuj. Veratr.

Tristesse, penchant aux larmes, mélancolie : Alum. Bell. Calc. Cham. China. Coff. Dig. Graph. Helleb. Ignat. Lyc. Natrum-mur. Phosph. Phosphoricum-ac. Puls. Rhus-tox. Sep. Spig. Stann. Staph. Sulph.

Fâcherie (dépit), entêtement (opiniâtreté), ennui (déplaisir) : Antimonium-crud. Arn. Bell. Calc. Caps. Caust. Cham. China. Coff. Con. Cycl. Daphne-mez. Dig. Hepar-sulph. Ipecac. Kali. Led. Merc. Nux-vom. Petr. Phosph. Phosphoricum-ac. Plumb. Puls. Sabin. Samb. Spong. Stann. Staph. Sulph. Thuj.

Irritabilité, irritation : Carbo-veg. Cocc. Coff. Natrum-mur. Nux-vom. Phosph. Sulph.

Colère, manie de quereller, emportement : Acon. Arn. Bell. Bry. Calc. Caps. Carbo-veg. Caust. Cham. Cina. Cocc. Coff. Con. Daphne-mez. Ferr. Hepar-sulph. Ipecac. Kali. Led. Lyc. Metallum-alb. Natrum-mur. Nux-vom. Petr.

Phosph. Ran. Sabad. Sep. Spig. Sulph. Veratr.

Démence, délire, fureur : Acon. Antimo. ium-crud. Bell. China. Hyosc. Ignat. Metallum-alb. Merc. Opium. Plumb. Sabad. Samb. Stram. Veratr.

Idées fixes, absence de pensées, distraction : Anac. Bell. Caust. Cham. Coff. Daphne-mez. Helleb. Merc. Natrum - mur. Phosphoricum - ac. Ran. Rhus-tox. Sep. Stram. Thuj.

FIN.

9 782014 110494